叙事取向
实践解析

臨床ナラティヴアプローチ

■ 实用临床心理学书系·第二辑

[日]森冈正芳——编著

吉沅洪 等————译

重庆出版集团
重庆出版社

RINSHO NARRATIVE APPROACH

Copyright © Masayoshi Morioka 2015

Chinese translation rights in simplified characters arranged with MINERVA SHOBO through Japan UNI Agency, Inc., Tokyo

本书中文简体字版由株式会社ミネルヴァ書房独家授权重庆出版社在中国大陆地区出版发行

版贸核渝字(2019)第 059 号

## 图书在版编目(CIP)数据

叙事取向实践解析 / (日) 森冈正芳编著; 吉沅洪等译. —重庆: 重庆出版社, 2021.2

ISBN 978-7-229-15282-6

Ⅰ.①叙… Ⅱ.①森… ②吉… Ⅲ.①精神疗法 Ⅳ.①R749.055

中国版本图书馆 CIP 数据核字(2020)第 186557 号

## 叙事取向实践解析
XUSHI QUXIANG SHIJIAN JIEXI

[日]森冈正芳 编著 吉沅洪 等 译

责任编辑:刘 喆
装帧设计:胡云霄

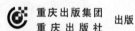
重庆出版集团
重庆出版社 出版
重庆市南岸区南滨路162号1幢 邮政编码:400061 http://www.cqph.com

重庆市鹏程印务有限公司印刷

重庆出版集团图书发行有限公司发行

全国新华书店经销

开本:680mm×980mm 1/16 印张:19 字数:260千
2021年2月第1版 2021年2月第1次印刷
ISBN 978-7-229-15282-6

定价:46.00元

如有印装质量问题,请向本集团图书发行有限公司调换:023-61520678

**版权所有 侵权必究**

# 致中文版读者

————————————·————————————

本书从叙事的观点出发，概述了运用于各种社会心理援助场合的方法。该取向广泛适用于医疗看护、司法矫正、残障援助、高龄者福祉、心理治疗、心理评估、心理教育、团体治疗等众多应用领域。援助的具体课题，小到来自生活中的烦恼，学校或育儿、工作中产生的各类心理问题，大到心理创伤或哀伤辅导、舒缓医疗等各种人生中会经历的重大事件。

叙事，是一种语言形式：选择个人体验中发生的事件，为其建立脉络，在赋予情节的过程中传达体验的意义。为了能给当下发生的事情、事件、行为等赋予理由并进行说明，叙述者通过叙述过去发生的事情来得到听者的理解。譬如，当说到自己今早身体不适的时候，对朋友说"昨天去看电影时，就感觉电影院的空气很差呢！"这类语言就是叙事。对方也可能会同情地回应："因为现在流感很严重呢！"在这里，问题的重点并不在于感冒是在哪里被传染的，而听者也并没有在确认电影院的空气实际如何。总之，事实如何先放一边，关键在于明白这是叙述者自身的体验。叙事行为的前提在于说者建立与听者之间的关系，我们在日常生活中就是在如此使用着叙事。

叙事并不复杂，常常出现于日常语言表达之中。有时甚至可能因为过于日常而无法被人们注意到其特征。叙事一直是被视为不同于科学的事物。通过叙事，个人体验如浮雕般显现。在这个逐渐重视基于科学标准的援助模式的时代，最容易被忽视的往往就是那些源于病症、障碍或灾难的体验中所产生的个人意义。在本书实践篇提到的各种援助场合中，那些有名有姓的当事人就通过叙述自己，明确地使个人体验浮现出来。这就是叙事取向的特征。在个人史中，叙述者逐渐明了事件的意义，从而进行自我恢复。

物语、叙事这些用语会因为国家、语言不同而有差异。当我知道中文中 Narrative 被称为"叙事"时，字面本身就恰到好处地表达出了 Narrative 的特征，给人的感受很不一样。这就是语言创造现实。如果改变语言的表达方式，那么现实也会随之发生一些变化。而我则想享受这些微微泛起的涟漪。

语言即文化。我听说如果日语翻译成中文，文字量会减少一半左右。大概是因为汉字浓缩了文章的意思吧，这让我觉得很有趣。因为，如果把凝缩在汉字中的意思表达成语言的话，就能引申出好几个故事情节。在 20 世纪初，汉字的象形性和表意性吸引了西洋文化，影响了英国被称为意象派（Imagism）的新诗学和爱森斯坦（Eisenstein）的蒙太奇理论等文学艺术运动。

一方面，叙事取向起源于西方的学术艺术传统。另一方面，各地用不同的文化来叙述传播，将"故事"铭记在心的人们也会不断地进行传承和发展的活动。在任何一个民族的文化中，"故事"都是会被永久流传下去的。因此，在该意义上叙事这种方法具有不受特定的语言或文化所限制的通用性，并没有所谓的"哪个国家的某某某是创始人"的说法。

相信用中文重新编写的本书又会创造出不一样的现实吧，也一定超越了执笔者们至今所能触及的范畴。书写者和读者就是在会话中的叙述者和听者，都和构建现实息息相关。因此，希望本书能遇到属于它的知音。

在这里，我想再次向将本书辛苦翻译成中文的日本立命馆大学吉沅洪教授，以及在其带领下短时间内以出色的团队合作精神顺利完成翻译工作的研究生们，表示衷心的感谢！

森冈正芳

于 2019 年春节

# 译者的话

　　每一个人都拥有着一个又一个故事，有的从未被人发觉，有的从未被人"听说"，还有的一直沉睡在人的记忆里。其间的体验和情感，就那样尘封在了故事里。之后的每一次"想起"，每一次"回到过去"，总会留下些什么，让人取回忘在过去的一片又一片的自己。

　　在阅读的过程中，很多读者可能会疑惑：为什么是"叙事取向"，而不是"叙事治疗"呢？事实上，在日本介绍"叙事取向"的著作有很多，但是鲜有文献或书籍仔细介绍"叙事取向"的来龙去脉。因此，为了能够解答自己心中的疑虑，更为了可以准确地传达作者想表达的意思，我特地拜访并请教了本书的编者森冈正芳教授。"临床叙事取向"的由来，在此次访谈中，得到了解答。

　　这次访谈距我上一次见到森冈教授已有两年之久。那是在苏州的第六届中国表达艺术治疗大会的欢迎晚宴上，作为日本立命馆大学团队的一员，我曾与森冈教授一起登台表演。当时教授幽默风趣的言谈我至今记忆犹新。那次大会也是森冈老师第一次来中国，在大会上他开设了叙事取向的工作坊，参会老师们在工作坊学习中表现出了对叙事取向高涨的学习热情。吉沅洪教授深深感受到叙事取向对中国心理学发展的重要影响力。以此为契机，她向森冈教授提议并商榷将本书《叙事取向实践解析》翻译成中文，借此促进叙事取向在中国的本土化发展和深化。

　　我再次见到森冈教授，聊起两年前的登台表演，也聊到了自己的研究主题。"对话"展开得如此自然，让我感受到森冈教授对"人"有着极大的兴趣与尊重。

　　由于篇幅原因，在此只能简单地介绍当时的一部分中心话题。当我问到"叙事治疗"与"叙事取向"之间有何区别时，森冈教授这样回答："取向（approach）"一词比"治疗"包含的范围更广，且更有包容性。所谓"治疗（therapy）"，来自于"心理治疗（psychotherapy）"一词。也就是说，在众多心理治疗方法中，"叙事疗法"是站在"叙事"角度中的其中一种。从历史角度而言，"叙事疗法"确实远远比"叙事取向"早存在于世间。在 20 世纪 80 年代的澳大利亚，杜维曲中心（the Dulwich Centre）的成立者 Michael White 与 David Epston 开启了叙事治疗的实践。而"叙事取向"则是包括了"叙事治疗"的几种流派。当然，其中影响力最大并仍然处于"中坚力量"的便是"叙事治疗"，其最大的特征便是"外在化"技术，脱胎于家庭治疗。

　　除了"叙事治疗"这一支中流砥柱以外，还有四个关于"叙事"的重要流派。私人开业的英国医生 Greenhalgh 及 Hurwitz 提出了"叙事医学"，美国哈佛大学精神医学家 Arthur Kleinman 开创了"医学人类学"。他们都采用了"叙事"的视角，重新审视医疗实践及疾病的说明模型。有趣的是叙事治疗、叙事医学以及医学人类学，几乎都在 20 世纪 90 年代同时在各地萌芽。

　　而在日本的生涯发展心理学家やまだようこ（Yamada Yoko），以及美国的生涯发展心理学者 Dan P. McAdams，将"人生"中各种各样的事件逐一听取，整体地去看待一个人的人生，称为"生命故事（life story）"学派。最后，不得不提的便是日本著名心理学家河合隼雄先生。早在 20 世纪 60 年代，河合先生对日本的神话、传说等一系列"物语"表现出极大的兴趣。可以说，尽管没有使用到"叙事"一词，河合先生的实践可以称为广义的"物语派"。

　　而森冈教授正是综合了这五种流派，将它们统称为"叙事取向"。此外，结合自己的临床心理学背景，他也尝试探讨咨询师如何能够在广泛的"临床现场"灵活运用"叙事"。这便是本书中"叙事取向"的来源。

对我而言，翻译《叙事取向实践解析》的那段时光既充实又丰富。也许这正是"叙事"的力量，让人不禁沉迷其中。"叙事"的世界观如此引人入胜，又如此真切深奥。

在日本的学习过程中，我一直以来都接受着"后现代主义"的熏陶，重视当事者的视角、从"质性"的角度进行解读、重视"如何赋予意义"，等等。这些积累也使得自己在翻译"叙事"的过程中，感受到"一拍即合"的那种默契。

我曾经有幸在日本当地的临床现场中有过一段学习和实践的宝贵时光。当时的工作对象是在日留学生，尽管当时我自己也是一名留学生，却不得不感叹生活的多样化，甚至可能由于自己的生活经历，反而限制了自己去理解其他人的一些可能性。因此在翻译本书的过程中，我学习到"将来访者的话作为故事去倾听""重视来访者自己在生活中的智慧"，等等。这些知识带给了我一种新的反思，反思过去实践中的其他可能性，甚至是其他故事的可能性。"也许，当时可以这样，也许还有这样的方法……"这种叙事的实践方法，让我重燃了对实践的热情以及职业生涯最初的那种让人跃跃欲试的感觉。

最后，我想简单地介绍一下本书的翻译团队。正是前文业已提到的吉沅洪教授，她带领着日本立命馆大学优秀的留学生团队共同完成了本书的翻译。汪为负责了上篇解说篇的全部以及下篇第4节；陈婷婷负责下篇第8节、第9节、第10节、第11节；马珊珊负责下篇第3节、第6节、第12节、第13节；张品负责下篇第2节、第5节、第7节；下篇第1节则由大家共同完成。全书由吉沅洪教授进行统稿、校对、修改和审定。有趣的是，在本书出版之际，所有的译者都成为了名副其实的"博士蛋"（进入了博士课程，成为了未来的博士）。所以，本书的出版对于译者而言，也算得上是一个阶段成就的珍贵礼物。译者面对广大读者以及临床实践者，诚心希望本书能够成为一本优秀的临床心理学专业书籍。也衷心感谢重庆出版社的刘喆，她为本书的出版做了大量细致的工作。

　　以上便是我所了解的关于这本书的故事以及译者与这本书之间的故事。接下来，身为读者的你又会和这本书之间，产生什么样的故事呢？

汪为（执笔）
于 2019 年元宵

# 目 录

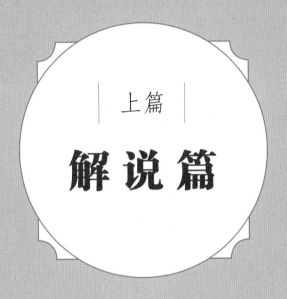

上篇

# 解说篇

# 第一节

# 何为叙事

森冈正芳

## 一、故事是人生中不可缺少之物

### （一）多样化的现实

所谓叙事，指的是"按照一定的情节（plot），将发生的事件进行排列，从而表达出具有个人体验的、有意义的言语形式"。叙事的出发点在于"人们生活在各式各样的现实之中"。无论谁，都处在日常生活的现实中，这样的现实就像我们的根基。但是，现实却并不是如磐石一样经久不变的东西。我们生活在这样的现实中，一旦我们的主观介入其中，现实便时不时改变着自己的样貌。那么，想必读者不禁会问，会不会存在一个不含有任何主观成分的现实世界呢？当我们进行这样的发问时，事实上已经站在了叙事的视角上。不仅如此，有些人甚至会将心理化的现实，置于最优先的位置。当我们投入到玩耍、游戏，或是看连续剧、看电影，抑或阅读、听音乐，甚至于做运动的时候，我们已经处于了不同的现实之中。相信我们都或多或少体验过，想从那些世界中脱身，有时并不容易。人们都是这样，在几种现实里，来来往往地生活着。那我们究竟是如何来往于几种现实之中呢？让我们来看看，从儿童的玩耍过程中，能不能得到什么线索。

## （二）在游戏室中的叙事

小 A 已经是幼儿园高年级的孩子了。此时，小 A 正在用大型组装玩具和积木，搭建一个驾驶台。作为治疗师的我一开始以为小 A 搭的是飞机，后来才知道，原来这是潜水艇。我不知道小 A 的脑海中，是不是想起了幼儿园组织的远足——参观水族馆的情景。驾驶台上，还有雷达一样的东西。我们一起"下潜"，潜入海底。船长是小 A，我成了船员。小 A 与我相互确认，"水深 20 米""50 米"……我们要下潜到水深 100 米的地方。随着一同"下潜"，我们的心情也有了变化。随着潜水艇向海底前进，周围也开始变得有些灰暗，在水中的漂浮感与水压的压迫感交织。海底有来路不明的鱼，形态不明的生物。小 A 大幅度地转舵，使潜水艇避开了一只大章鱼。"没事儿吧？""交给我吧！"我们互相确认了对方的情况。随后，潜水艇渐渐上浮，重新回到海面。来自海面的光有些耀眼。与小 A 一同玩耍的我，想起了小学时读过的周刊漫画，当时连载的是《深海潜舰 707》（小泽晓著）。

用积木做出来的潜水艇并不是虚假之物，它能够"活动"。由于我的参与，潜水艇的真实感倍增。在那个被创造出来的现实之中，我的参与使得游戏变得更丰富、更厚重。如果在参与游戏的瞬间，我的脑海中浮现的想法是"这是假的"的话，大概这样的游戏就会冷场，最后让人兴致全无。

游戏或者连续剧都是人们编造的东西，但编造的并不意味着不真实。它无关于真实还是虚假这样的判断，而是我们可以时不时参与的，甚至沉浸其中的虚构物（make-believe）。这样的虚构物是人生中不可或缺的东西。"真正的假装（虚构）是不会向你说谎的（Erikson，1977/1981，日版译著 p.68）"。

## （三）将体验收纳入心中的故事

西格尔夫妇（Singer, D. G. & Singer, J. L.）曾发现，他们 3 岁的孩

子迈克尔有过一次这样的游戏。迈克尔刚刚经历了宠物狗多比的去世，他们曾经亲密无间。他通过游戏的方式，再现了失去爱犬的情感体验，并将它收纳于心中。迈克尔用厚纸板做的组合玩具，制作了一个狗屋。他先是向着妈妈轻轻地"汪汪"叫，接着变成凶恶地叫，然后将自己关在狗屋之中，最后又主动和妈妈和好。后来，"小狗"被带到了动物医院，这段游戏在此画下了休止符。迈克尔通过这样的游戏，再现了对小狗多比的喜爱，以及多比从自己身边突然消失的愤怒，以及迈克尔与自己的愤怒和解的感情体验（Singer, D. G. & Singer, J. L., 1990/1997, 日版译著 p.294）。

通过这样的游戏方式，人们戏剧化地再现了过去发生的事情，从而能够把这段经历收纳入自己的心中。再现过去，与他人分享，找回失去的自己，从而更好地面向未来（森冈，2005）。这些隐藏在日常中的我们习以为常的内心运作机制，恰恰是治疗的源泉所在。

游戏和连续剧都可以创造出厚重的现实。而且，这种现实出现在不同的维度空间中，与生活中的现实截然不同。一旦沉浸在这种维度空间，人便会不由自主地忘记时间。读到这里，大家可能会想起自己沉浸在喜欢的娱乐活动（电子游戏、运动、乐器演奏）中的状态，或是忘我地沉浸在喜欢的电影、连续剧中的状态。当那种状态结束，突然回到日常的瞬间，人们甚至会感到落寞。这样的体验相信任何人都曾拥有过：明明电影中的那个世界是如此的真实，让人流连忘返。人们越是参与其中，体验到的真实感也越加深厚。

故事是人生中不可欠缺的。人对于故事的需求，宛如鱼之于水。就像我们需要游戏、连续剧一样，故事的重要性亦是如此。故事与游戏、连续剧等，都是虚构之物、编造的东西。构成故事的素材也多种多样。我们可以回想一下迈克尔的游戏，他用自己的体验作为素材，去创造游戏、讲述故事。每个人都有"讲述自己的人生"这样一个根本的内心机制（Elms, 2007）。

　　每个人经历的事情都是非常独特的，其中不乏有失败的体验，甚至是失意而陷入低谷的体验。人们与这些体验打着交道，发展出自己对付这些体验的智慧，从而继续生活。甚至，有人将它们转化成生活的动力。那这些究竟是怎么发生的呢？人只要活在世上，就拥有着各式各样生活的智慧。当需要处理体验的时候，人们就会活用到游戏、连续剧中的虚构机制。这本身可能就是一种还未被广为人知的内心运作方式。这种智慧鲜有人记载，一不小心就会被错过。甚至那个人自己自始至终都没有觉察，以至于忘记这样的智慧。要是可以的话，我希望把这种智慧变成可以自我觉察的东西。这样的话，便可以让人们走入生活的多样性，提取出支撑着人进行生活的智慧，并将这种智慧变成可以与他人共享的形态。将这种方法实现的视角，就可以被称为叙事。

## 二、发生事件及行为的意义

### （一）叙事这种形式

　　叙事的定义多种多样，因此区分讲述、故事、物语等这些用语也非常困难。无论哪一个词都是日常用语，但它们都无可避免地具有越来越丰富的含义。在各种各样的实践现场当中，我们则需要确定它们本身的含义。在本书中，笔者基本采用布鲁纳（Bruner, 1986, 1990）定义的叙事理论框架。尽管语境可能各自不同，但物语、讲述、故事等用语作为叙事的近义词，并没有被明确地区分使用。并且，将叙事的视角导入临床实践的时候，过度严密的定义似乎也并不适宜。

　　在言语学中，这样定义叙事（故事、讲述）：回想起至少两件具有时间间隔的已发生事件（E1, E2），并直接对 E1 进行言语表述。这是一种描述人的行为的语句，一般为过去式。举例而言，一个人说"由于大雪，新干线晚点了"，这就可以成为一种"叙事"。在这里，讲话人将新干线晚点事件（E1），归结为自己无法准时到达（E2）的理由。从这个定义，我们可以了解到，叙事是人们在日常生活中都会使用到的言语形式，并不特殊、罕见。将复数的事件（两个及以上的事件）相互关联的时候，谈话场面以及语境对表达结果具有巨大影响。因此叙事便有这样的一个特征，一旦语境发生变化，过去某件事件被赋予的意义，也会发生相应的变化。

在说明一个事件或人的行为原因的时候，我们常常下意识地运用到说故事的方式。在我们的心中，也在无止境地运用着说故事的方式。大概很少有人在想起什么事情的时候，是完全按照事件的发生经过的时间顺序进行回忆的。此外，人们在想起发生的事件时，还会因为要跟谁说，而组合其中的场景，将事件组织成相互连接的内容，进而赋予其情节。

### （二）赋予情节的作用

最近，我时隔许久地与女儿一同去看了职业棒球比赛。小女儿是G球队的狂热"粉丝"。她穿着G球队的队服，还特意围着橙色应援毛巾前往棒球赛场。当天的赛场是T球队的主场。事实上，我由于受父亲的影响，是T球队的"粉丝"。这种情形下座位的选择很让人苦恼。最后我们决定坐在左外野附近的席位。左侧的访问席区域被刻意保留，只有那一片是G球队的橙色①。这片边缘地带也是整座球场唯一一片橙色区域。比赛进入了加时赛，在第十局时T球队以"再见全垒打"②终结比赛，取得胜利。球场被巨大的欢呼声所包围，女儿看上去非常失望。我的心情也非常复杂，所以决定与女儿一同快速地离开了球场。

---

① 此处以颜色来指代G球队的球迷聚集区。
② 棒球比赛中，在最后一局（第9局或延长赛），后攻的队伍只要得分超过先攻的队伍，就可结束比赛。由于后攻队伍打出全垒打而超过对手比分，从而结束比赛，与对方说再见，故被戏称为"再见全垒打"。类似的还有"再见本垒打"（walk-off home run）。

　　对家里人而言，这次我和小女儿一起去看比赛，是家中的重大活动之一。女儿回到家中便向大家报告了比赛情况，当然她并没有像实况转播一样，从一开始的赛况进行讲述。假设她是 T 球队的"粉丝"的话，在做比赛情况的报告时，或许会从结果开始讲述，"最后还是 T 队赢了，逆转，再见全垒打呢"，然后再回到比赛，从开始到中程概括地介绍。接着，她一定会是以第十局加时赛的反转为中心去讲述。相反，她是 G 队的"粉丝"，于是从"要是那里没有那个双杀就赢了"展开了讲述。之所以会有这样截然不同的报告方式，是因为报告人的不同立场，使得她赋予比赛中每个场面的意义也不同。此外，报告人还会因听者的不同，对比赛场面的选择甚至于意义的选择又有不同的取舍。例如听报告的家人是哪边的"粉丝"，甚至对职业棒球是否具有兴趣等。这些因素都会进一步造成讲述人讲述的差异。

　　在这里，我们就会发现，和电视新闻报道那样的现实世界截然不同，叙事是一个故事的世界。我们将经历过的已发生事件，作为自己的体验的一部分，将它们组织成具有情节的故事的世界，并且生活于其中。这场职业棒球比赛的过程及结果是一个客观事实，但叙述者会根据自己如何体验这个事件，去选择场面、关联性、赋予情节地展开讲述。所以，T 队"粉丝"与 G 队"粉丝"，在回顾这次比赛时，理所当然会赋予它截然不同的情节。

　　临床社会学家野口（2005）曾提出，如果要找出"叙事"的反义词的话，可能得到的便是"理论（theory）"这个词。如果用一种"理论"式的方式去说明这场棒球比赛的话，讲述者会这么讲"按理说，最后一名球员应该打一个触击球，然后把球回给跑垒员"。在心理学当中，"理论"指的是符合常理，具有一般性、普遍性法则的东西。而"叙事"则聚焦于个别化的生活，以具象性为焦点。在我们的临床实践中，治疗者常常面对的是一个持续生活着的个人，需要我们紧贴着他赖以生活的"场"或"环境"，去提供支持他寻求问题解决的方式方法。如果将"理论"的视角带入临床实践现场，将一般公式化的结论硬生生地套在每一个当事人身上，相信双方（指咨访双方——译者注）势必会产生巨大的鸿沟。如果再以棒球比赛为例子，不妨设想一下比赛中的教练，他一直观察着场上的情况，并对球队进行着及时的调动。T 球队的教练在内心盘算，"这里按理来说应该用触击，但是那家伙不擅长触击，对方的投手又那么疲惫，下一轮再用直球换个'好球（strike）'来"，最后教练给出了击球的信号。教练收集了他在场上感受到的情况并进行判断，最后给出方案。在具有一定"理论"的基础上，个人能够当场依据自己过往的经验，对现场的情况进行直观的判断，这时内心中产生的"话语"，就是叙事。

## （三）另一种心理学

布鲁纳（Bruner, J. S.）认为，与科学的心理学相对，对于那些不适用因果关系的方法论进行探索的现象，需要用另一种心理学去审视生活中的社会性、丰富的个体性，甚至于深刻的历史性。这种心理学与科学实证主义的心理学不同（见表 1），是以叙事模式为基石，通过在事件与事件之间赋予情节，进而确立说明的真实性的心理学。这种心理学仅仅通过讲述、倾听、赋予情节的方式来说明行为的真实性。作为行为主体的人，在与其他人的交往之中如何经营和展开自己的"生活"，赋予"生活"哪种意义，这就是叙事取向的中心课题。

布鲁纳所主张的叙事模式的心理学，也称为"人类的心理学"。它的核心概念在于"意义"，探寻一切与"意义的建构（construction of meaning）"相关的课题。叙事模式的心理学探讨作为行为主体的人，在与他人的关系之中，如何经营并展开自己的生活，且如何赋予其意义。

在叙事心理学中，研究对象的讲述包含了观察者的语境。在当前的场景下，观察者的语境所唤起的意义在不断建构研究对象的讲述，因此研究对象所做的"叙事"的意义也就变得非常多元化。特别是在临床实践中，对于疾病或障碍，个人为其赋予的意义，并不单纯是个体化的东西，而是与听者（治疗者）的对话方式或双方如何参与有关，因而个人对疾病或障碍的体验变成了超越个人、具有多个层次的东西。治疗者如何帮助当事人积极地运用这种机制，便是叙事取向的重要特征。

**表1 两种心理模式的特点*** 

| 理解模式 | 范式的模式<br>（paradigmatic mode） | 叙事的模式<br>（narrative mode） |
|---|---|---|
| 目的 | 以探求具体事务中的一般性法则为目的 | 以赋予发生事件的体验意义为目的 |
| 方法的特征 | ·分类产生类别<br>·追求具有逻辑性的证明<br>·以了解事实为目标<br>·基于合理的假设进行验证并展开缜密的讨论 | ·将事件与事件进行关联并建立情节<br>·一个为体验建立秩序的有效手段，通过基于说明的真实性、可信性（believability）去赋予意义<br>·与事实相区分，独立探讨叙事的力量 |
| 记述的形式 | 重视单一的、确切的、具有指示性（reference）的意义 | ·在对象讲述中，重视包含观察者在内的语境<br>·意义是在当下场合中不断地构成，具有多元性 |
| 原理 | 杰出的理论 | 杰出的故事 |

*基于Bruner（1986）的理论进行整理制作。

## （四）捕捉行为的意义

正如上文所介绍的，叙事是在"此时、此地、向谁"这样的语境之中，筛选出体验过的事件，并赋予它（它们）某种情节。已发生事件的几个情景被叙述者选择、连接起来，描绘了故事如何发展至今的过程。每个故事的事件都具有一个开端，经历了一些变迁，然后有一个结局。某件事的意义，常常伴随着当事人强烈的感情色彩。并且，事件与事件之间的连接方式，即当事人赋予情节的方式，也并没有太多的类型。因为"'现在、在这里、对谁'去讲述"这样的语境本身就具有强大的约束力，赋予情节也并不能完全自由。基本上，人们在对事件经过进行描述时，为了不使描述脱离体验的原始叙事，都会将过去的某件事作为原因，将现在的这个状态作为结果去建立情节。在生活里，这种前因后果式的故事，具有压倒性的力量。用因果论来看待事件，实际上具有根深蒂固的心理作用机制。

当我们单单地从外部看一个人的行为的话，最容易采用这种单薄的、因果式的理解。但是，如果采用与那个人共进退、在身旁守护的视角，来看一个人的行为的话，行为的意义就会迥然不同。例如，有这样一个情景，"小女孩在追逐着皮球，想要抱住皮球"。在这种场景下，小女孩的观察者心想："准确来讲，我仅仅是旁观。我没有追着球，也没试图抱住它。但是，我一边看，一边准备着，可以随时回应小女孩。这就不仅仅靠客观观察，我还要假设自己也在做同样的行为。只有这样，我才能领会到小女孩真正的心情。"（津守，1997）

观察者看着年幼的小女孩追着皮球，甚至眺望到小女孩追球将到达的远处，在心中与小女孩一同行动。"不知道能不能抓住""不会半路跌倒吧"，观察者在这些可能性当中一同追逐着那个皮球。从女孩追着皮球这样的行为中，待在一旁的观察者却能够从中解读到故事。在我们的日常生活中，这些微妙的心理机制周而复始地发生着。

在这里，最重要的是两者之间的关系是具有应答性的，所以才能持续地相互交换各自的视角、立场。"只有把自己放到孩子的视角上，在这样的前提下，我与孩子才真正地在同一时刻待在了同一个场所"（津守，1997），因此才能够理解她的心情。所以，这种理解并非一种恣意的主观臆测。

## 三、叙事的构成要素

### （一）6个基本的构成要素

叙事中的基本构成要素包括：事件（events）、场面（scene）、心理状态（mental states）、登场人物（characters）或者演员（actors）、登场人物相互关联而产生的事态（happenings）以及听众（audience）。这些因素都会在故事的情节（plots）当中被赋予意义。下面举一个例子来详细介绍叙事的构成要素。

学生 B 的日记中记载着这样的故事。

"我从小学四年级到毕业为止，一直受到班里所有女生无止境的集体无视。即使五年级、六年级班级重组（译者注：在日本的中小学之中，每个学年所有班级都会重组成新班级），被无视的情况依然很严重。我原本以为换了班级，就不会被无视。这种想法真的太天真了。没想到，部分四年级同班同学依然和我同一班级，并且还在新的班级里和其他女生合伙（无视自己）。在第 1 阶段我就遭遇失败了。"据说 B 同学直到小学毕业为止，一直处于这样的状态。在这个时候，"接着，主犯的那几个女生，还告诉曾经同一个社团、已经在读本地中学的前辈，说我是一个让人讨厌的家伙。偶然目击那个场景的我，从那个时候起就决心升学到私立中学，要是就那样再去本地中学上学的话，我一定会遭受比现在还严重的欺凌。"

关于当时小学里班级的氛围，B 同学如是讲道："要是谁和我说过话的话，那个人就会成为下一个被无视的目标。一直以来都是这样的氛围。就算我向人搭话，也根本得不到什么回应。大家对待我，就好像我不存在一样。"说起 B 同学靠什么撑过来，B 同学说："男生并不像那些女生一样对'首领'唯命是从，反而正常地对待我，这是我唯一的救命稻草。"最后，B 同学还是在离开了本地学校后，才摆脱了那样的状态。

　　这一本关于深刻欺凌体验的日记当中，包含了叙事的基本元素。这些要素以"我在小学四年级的时候，受到了集体性的无视"这样一个**事件**为开端，之后小学毕业、避免在本地上中学等多个事件持续发生、接踵而至。"我"的**心理状态**是"持续遭受欺凌的委屈和凄凉"。"小学生的自己"和"主犯的女生们"这些**登场人物**相互关联，而产生了"偶然地目击一切，决定放弃在本地上中学"的**场面（场景）**。通过这些具有说服力的讲述，B 同学遭受了深刻欺凌的**事态**呈现在了我们（**听众**）的眼前。故事中的事件和人物，就是这样在故事的情节中被赋予了意义。

## （二）故事中"具有名字的个人"

　　在某个故事当中，登场的常常是"具有名字的个人"。听者同样也是作为"具有名字的个人"登场。讲述者和听者相互根据各自的主观体验展开讲述和倾听。听者也会因对话而产生内心的动摇。一旦置身于叙事之中，一个独特的现实便油然而生，让人越陷越深。每一个人的故事都是独特的、唯一的，无法被任何东西所代替。就像上文中的例子一样，B 同学以第一人称的"我"登场，讲述着自己的体验。事件按照时间顺序逐一被述说。事件被排列并逐一赋予了意义。看到B 同学即便现在也无法完全摆脱被欺凌的痛苦时，触动读者的情节也油然而生。当自己的体验以第一人称被讲述的时候，常常被称为"自我叙事（self-narrative）"（森冈，2002）。B 同学的例子就是一个典型的"自我叙事"。

　　对叙事而言，听者是必要的条件。叙事的行为基础是叙述者在一个听者的面前讲述、被听到，因此，由于对象的不同、场面（场景）

的不同，事件的排列方式和构成要素也会相应变化。并且，构成叙事的素材，并不仅仅局限于个人体验的事件。一些情况下，不仅仅是叙述者，就连听者也会成为故事中的登场人物。

### （三）叙事的构造和主体

叙事是一种具有特有的形式及构造的言语表达。首先，事件的言语表象是基本单位，根据时间上的序列，复数的事件被赋予情节而具有形态。但是，仅仅将复数的事件根据时间轴上的发生顺序排列，是无法形成叙事的。在一个叙事当中，每一个事件都与整体相关联，并具有结构化的意义秩序。叙事提供了赋予事件意义的框架。

因此在叙事的结构当中，无论如何都无法忽视的是，选择事件、建立情节的主体——"我"。这样的"我"尝试向某人述说，怀着想传达给对方的心情，以对方可以理解的方式建立情节。"我"评估着与对方的关系，选择自身体验的事件，将它们联系起来，然后讲述。叙述者与听者之间，可以共有的意义油然而生。这样的"我"，也是讲述内容中登场的"主人公"，尽管都是同一个人，但一旦分开来探讨的话，便会看到两者之间是具有复杂的、相互影响的关系。在临床治疗或心理援助的场面下，支持这个生成叙事、连接各种发生事件的主体——"我"，就具有了治疗性的意义。而且，叙述者的"我"与内容中登场的"我"之间，也会产生心理上的距离。这可以帮助叙述者更冷静地看待自己的体验，甚至给心中腾出一些容许"游玩之心"的余地。

### （四）把对话的内容作为故事聆听

将叙事这种基本结构导入临床场面的时候，又会给叙事带来什么样的特征，对临床实践又有什么样的帮助呢？最初开始注意到这个问题的是土居健郎。土居健郎可以称得上是在临床面谈中活用叙事视角展开面谈法的先驱者（土居，1977）。在精神科医疗的现场，尤其容易出现这种情形：患者和患者家属所说的内容错综复杂、过于碎片化，时间顺序上也充满混乱。在这种情况下，土居尤其推荐将对方的话当作故事去听取。所谓"故事"，在这里指的是"由某些人物和某些事件，根据时间顺序进行讲述的话"。

土居在这里特别注意到了情节的重要性。在叙事的基本结构之中，情节刻画出了人物（角色）的内心变化。任何人都有创造故事的欲望，这种看待人的视角，在临床实践中很具有参考价值。事件因为处于情节中的特定位置，而被赋予了特殊的意义。通过这种方式，诞生了不同于事实世界、多样化的"现实"。这样的"现实"世界里，幻想和想象的功能，一如既往地被重视。在叙事取向的临床面谈中，如果想要比喻患者与咨询师的关系的话，他们可以被比作小说中的登场人物和读者。

## （五）协助度过痛苦时期的故事

让我们再回到 B 同学的日记里。B 同学谈道，即便现在心中的伤口仍未消失，"甚至她们也许都不会想知道，那些过去被欺凌过的孩子，即便过了很长时间，仍会时不时地梦见那时的情形，即便现在也无法摆脱当时的苦痛"。那 B 同学究竟是怎么熬过来的，又是依靠什么度过的呢？B 同学在日记中写道，当时能够熬过来、度过那段时光的理由在于"男生还是一如既往地正常对待我"。除此之外，B 同学还谈道，为了维持心中的平衡，在面对那些欺凌自己的人时，常常在心中想象她们向自己道歉的场景。甚至以当时流行的漫画为背景，幻想着自己"以其人之道，还治其人之身"的场景。所以，B 同学才能转念认识到"那些欺凌他人的人，如果停止欺凌，则会和被害者一样被孤立，同样可怜"。

一直以来，我们通过发挥幻想的作用，可以将现实变成我们能够忍受的东西。可以说，幻想的作用就像突兀现实的缓冲物一样。对于 B 同学而言，单单想起自己正在被欺凌这件事，就会让人不快，因此故意将这种认识变得越来越暧昧不清，每一次的"想起"，都使得最初的体验的意义发生微小的变化，或者会有别的发现。

## 四、叙事取向的背景

### （一）事实与体验的现实

人们所赖以生存的现实究竟是什么呢？这尽管是一个非常抽象的提问，但是从叙事的视角来看，人们所生活的现实并不是一个一目了然的东西。通过讲述，现实被创造，甚至被修正。因此，所谓现实也并不是唯一的。叙事取向一直以来都抱有这样的"现实观"。换言之，各种事实的集合，并不具有现实性，事实仅仅是创造出现实的素材之一。

在临床现场，对疾患、障碍、问题的分类并不是治疗的目的，通过当事人自己的语言讲述疾患、障碍，使得他的人生姿态以及生活的现实显现出形态才是目的。症状本身已经在代替那个人述说着什么。那个人和他人一同，借由疾患、障碍，创造着一种容易和他人共享的语言。尽管叙事的大部分素材，都是那个人的疾患抑或与问题相关的东西。给这些素材建立情节，也就建立起了一种现实。通过促进个人的叙事行为从而支持对方，这是将叙事的观点运用于临床，甚至广义的援助领域的初衷。

将一个事件与另一个事件连接，一个场面和另一个场面关联，组成一个统一的故事。故事创造出现实，意义也在此诞生。通过对意义的诠释，个人创造着现实。这正是人们的生活中最本质的东西。因此，可以说每个人的实际体验（体验水平的现实）和整个事实并不一致。

那么，那些在极端环境中幸存下来的人，他们所经历的体验又与我们有多接近呢？在东日本大地震（3·11日本地震）发生之后，弗兰克（Frankl, V. E.）所著的《追寻生命的意义》一书，再次被人们关注，一时间成为了日本的畅销书籍之一。

"这并不是一个关于事实的报告。这是体验的记录。在这里所讲述的，是几百万人百感交集的体验，是站在亲身体验者的角度'从内部看到'的集中营。"（Frankl, 1945—1949/2002, 日文译版 p.1）

书籍的开头，弗兰克即写下了这样的文字。关于集中营，有太多难以用言语去表达的事态。它本该是一个毫无争议的事实，但是，弗兰克写道"这并不是一个关于事实的报告"，并且强调这仅仅是一个体验记录，从体验者的角度去看集中营。每一个人所体验的现实都不一样。因此弗兰克强调这是从个人的角度，"从内部"这样的视角来"叙述"的。

临床现场里，那些背负着难题的患者、来访者、咨询利用者所讲述的体验，常常都是不寻常（unusual）的。大多数的故事都由悲伤、愤怒、无力等感情占主导。一些极端的情况，可能还有关于灾害或事故，甚至被害体验的故事。

为叙事（故事、讲述）在心理学中奠定基础的布鲁纳指出，叙事的特征之一是"填补了例外（unusual）的事物与普通的、一般的事物之间的鸿沟"。这些"例外"的最极端情况，便是战争、灾害等这类社会历史性的事件。正是故事的特质，使得这些并非标准、寻常的"例外"被容许，变成可被理解的东西，缓和人与人之间的冲突、创造了缓冲地带（Bruner, 1990, 原著 p.49）。简言之，故事具有缓和现实的功能。

## （二）本土的智慧

过去，在一个共同体里，个人与个人之间或者集团之间产生纷争的话，总会有一些应对冲突的系统。共同体会自然而然地将经验作为一个民族或者集团历史中的一个事件，把经验象征化、仪式化，进而赋予其特定的意义。然后，这些事件在被故事化、戏剧化以后，为下一代所继承。在这样的系统中，团体不仅赋予事件意义，同时也在进行追悼，缓和着人们的悲伤。事件由此变成过去。这种本土的智慧（indigenous knowledge，也可译为原住民知识）存在于任何一个民族社会中，对人们的心灵具有深远的影响。

　　然而在近代，时常发生将整个文化系统以及共同体连根斩断的事件。叙事取向始于澳大利亚与新西兰的心理社会实践，与当地原住民之间的关系及历史是紧密相关的，也可以说正反映了当下"后殖民"的现状。如果仅仅把叙事疗法，看作家庭治疗的发展方向之一的话，就会很难理解这种状况。当时的咨询师们面对着这样的困境，究竟是应该补偿原住民，还是应该将他们看作经历"创伤"的患者开展"治疗"呢？

　　处于不同的文化历史背景下的人与人，为了能够坦率地对话而去创造场景，是无比困难的一件事。因为双方都在各自的生活里背负着对方甚至无法揣度的历史经验。那么，是不是就什么援助都不能开展了呢？在寻找不到接点，甚至连目标都不甚清晰的情况下，唯一能够实现的便是去了解对方的生活，向对方请教。叙事治疗的出发点源自于此（White & Epston, 1990）。

### （三）当事者故事的恢复

　　对许多当事者、生活者而言，恢复自己的叙事，同样也是一种切实的需要。人们总是在探索如何最大化地赋予生活意义。这也体现了弗兰克所言"把每一个人看作具有自己特色的独立个人，赋予每一个存在以唯一的意义以及不可重复的意义"（Frankl, 1945—1949/2002，日文译版 p.134）的重要性。

　　传达个人体验的基本方式便是叙事。叙述者希望将自己的体验传达给另一个人的瞬间，便产生了这种切实的紧迫感。此时，无论如何都想倾听对方的真挚态度，便成为了对听者的要求。这些态度会促进叙述者的讲述。如果可能，叙事将成为听者和叙述者之间可以共有的体验，叙述者从而得到极大的支持，再次萌生活力。

人不仅仅生活在生硬的事实世界里，而是时时刻刻都要根据场合做出临时反应。即使想生活在生硬的事实世界，也是极为困难的。人们总要通过故事这样的框架，在具有一定时间广度的语境里，将个人经历的事件排列，使得事件之间产生相互联系。人对于事实的解释也包含在其中。

在临床实践中，以叙事为基础的实践取向（临床叙事取向），探寻了咨询师如何在临床实践的现场，最大化地运用叙事的原理开展援助。没有人知道答案，包括援助者、咨询师甚至当事者。叙事取向的共通特征在于，人们为了共同地探寻答案而创造对话。心理治疗（临床）中的叙事取向的出发点也在于，人们通过开展对话或进行讲述，从而共同协作，探求事件的意义。

咨询师或援助者并不会将对方看作治疗或援助的对象，不会尝试去改变对方。相反，咨询师或援助者对对方的现实世界抱有极大的兴趣，尝试着进入那个人所固有的体验世界。咨询师将各种各样的价值判断搁置一旁，完全置自己于对方的语言、世界之中，并以对方的语言、世界作为治疗或援助的出发点。现实并非只有一个，当事者积极地通过会话，会使新的现实被创造出来。同时，因为不同对象间互动方式的不同，在互动中又将使得现实发生变化。叙事取向作为基石的思考方式，正是脱胎于这些社会历史背景之中。

# 第二节

# 如何在心理临床中运用叙事

————————————————————•————————————————————

森冈正芳

在医疗、保健、护理、心理临床等领域，叙事方法可以运用于对障碍者及其家庭成员等当事人开展心理援助的实践活动中。本书将这些以实践为基础的理论方法，命名为"临床叙事取向"。临床叙事取向应用范围极其广泛，关键在于它能够将"讲述"和"听取"的行为活用到实践应用的研究之中，从而为各种临床问题以及发展心理学的课题提供了独特的视角。通过"不将个人从生活的语境剥离"这样的视角重新审视病症或障碍、心理发展问题，充分活用社会—文化中潜在的治愈力。临床叙事取向通过记述当事人所生活的现实，将其变成可以与他人分享、共有的形式，从而使这些"实践应用研究"变成可能。

在心理治疗的领域，依据"言语建构现实"的思想，以叙事为基础的心理治疗，首先在家庭治疗领域的理论探讨中崭露头角。其后，叙事疗法（White&Epston, 1990）、合作取向治疗（Anderson & Goolishan, 1992）等疗法受到了人们的瞩目。这些理论及疗法发展至今，在临床叙事取向中占据着中坚力量。但唤起体验、重复讲述、重新在来访者的生活史中定位等方式是多种心理治疗流派所共通的。因此，叙事也可以视作联结各学派治疗的关键。

那么，站在叙事的角度上看待临床实践，会有怎样的变化呢？叙事又将如何运用于各种临床实践场景当中呢？在本章，笔者将介绍包括实践中的评估、叙事临床假设中的产生机制等操作性实践框架。

# 一、病症与病痛之间的关系

## (一) 关于疾病的多种说明模型

各种各样的临床实践活动中，无时无刻都在产生着"故事"，如医疗人员与患者及家属之间、福利机构工作人员与受助者之间、心理治疗中咨询师与来访者之间。专业人员会根据当事人的状态进行判断，做出对今后的预测，从而在面对面的咨询场合下制作假设性故事。与此同时，当事人自己也会对疾病、障碍、心理不适等问题，带着"大概是那个原因""是这个不好"之类的假设来到专家面前。助人方与受助方各自的故事以这种方式在当下相遇，会诞生出什么样的新故事呢？当然，如果助人方（医生、福利机构的工作人员、咨询师等）能够帮助当事人在整个生活（人生）中，把这些病患或障碍作为经历进行重新定义，是最好不过的。

克莱曼（Kleinman, A.）认为，在医疗现场中有多种说明模型同时存在。既有以医疗专业人员描述的病症（disease）为源头的现实生成，也有以患者们的生活当中描述的病痛（illness）为源头的现实生成。这两个现实生成之间既冲突又交织（Kleinman, 1988/1996）（见图1）。

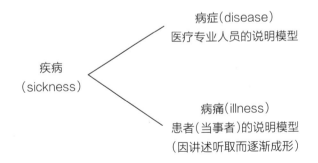

**图 1　克莱曼的说明模型**

根据 Kleinman, 1988/1996 的原稿制成

在一个人的生命中，疾病（sickness）与疾病所占据的人生意义是无法割舍的。克莱曼向我们指出，专业人员基于医学模型从"外部"构建病症，与之相对的，患者及其家属从"内部"去讲述"病痛"。面对同一个疾病，仅就后者而言，患者与家属之间也可能会出现迥然相异的讲述方式或内容。这可以说明，即使是同一个疾病，稍微改变视角就会呈现出不同的样态。因此，在理解病痛的基础上，倾听当事人的故事是必不可少的：有从医疗专业角度解读疾病的一面，也有作为故事被讲述的一面。正因为如此，患者及其家属的讲述被听取后，深化了叙事的本质部分。这部分正是来自于疾病最原始、原初的话语（original discourse）。

医学总是尝试着用可视化的方式去探求病症，但病痛的这些不可视的部分（病人及家属的体验），更希望被讲述、被听到、被瞩目。特别是慢性病痛的背后，常常潜伏着一直以来从未被说出的、深不可测的愤怒或悲伤情绪。甚至有时，病痛是当事人"自我性"（I'ness）感觉的内核，仅仅消除症状的应对方式可能会加剧情况的恶化。

## （二）倾听当事人的说明模型

在当事人讲述疾病的时候，包含"我"与否，表述的意义会产生相应的变化，对治疗者（助人者）如何把握症状和问题有关联。当然，有时需要将症状与自己分开处理。但有时也会有这样的情况，一些慢性糖尿病患者，通常会在定期检查前实行食物疗法，从而使自己顺利通过检查。但之后，由于他们不听医嘱，一时放纵酗酒反而使得症状恶化。因此，周而复始，他们的治疗陷入恶性循环。有些医疗人员，甚至患者自己也常认为，治病仅仅消除症状就足够了。在医疗现场，一直以来，医疗人员都将生命（life）水平的应对放在第一位。但是从患者的角度来看，他们在接受治疗时，又各自带着自己的生活（life），带着自己人生的历史。克莱曼为我们剖析出医生和患者之间沟通上的不一致，这种不一致正是来自于"活"的多义性。

　　无论是怎样的身心异变或疾病，人类都习惯于尝试解读其中的意义。病症与病痛之间错综复杂的背景也正在于此。人们都是通过诠释意义活在"现实"。

　　虽说人们常常讲述自己的病痛，但也会有一些连本人都不愿讲述、无法立刻接受的疾病让当事人无法叙述。一些疾病，即使当事人有所察觉，但让人恐惧到无法直视。当真正开始面对的那一瞬间，对当事人而言，整个世界都有可能发生变化。当患者被告知需要进行更精密的检查时，他会因为焦虑和恐惧而失眠，会时不时感觉身体好像有些异变。由于过分在意，患者开始留意起了一些过去不曾在意的广告，"癌症专科某某医院，善待您身体的癌症治疗"。与此同时，对于过去一直非常感兴趣的事物，例如那些自己的收藏，此时无论如何，他都会提不起兴趣。明明一直以来那么珍视的东西，突然在心中变得一文不值。说得夸张点，当事人看到的一切都和之前发生了天翻地覆的变化。

　　作为生活主体的"我"，一直尝试着解读世界的意义。人们都生活在意义的世界里，这个意义的世界乍一看是稳定的，但事实上却是朝夕万变、非常容易动摇的。由无法预期的事件所带来的一个打击，就可以使得当事人的整个现实动摇。每个人都制造出了多个现实，各自又拥有着不同的世界。

　　就像上文所介绍，病症和病痛相互缠绕，并非泾渭分明，甚至，还相互给对方制造"困境"。在医疗语境的故事面前，患者常常束手无策，悬殊的力量关系也是一目了然。因此，在这里我们也可以知道，医务人员如果能够稍微主动靠近、听取患者的说明模型，迎合患者的视角，从患者的生活世界出发，一同去确认意义，医疗的质量将极大地改善。接受着具有压倒性优势的故事（支配性故事 dominant-story），探寻其他的故事可能性，协助来访者去减少哪怕一点点"活着的煎熬"，这便是临床叙事取向的实践目的。

## 二、尊重当事人的体验世界

### （一）叙事诞生的时候

在我们周而复始的日常生活中，某个事件为什么会产生体验甚至在心中留下意义呢？通过在实际的临床现场，思考叙事的机制和功能，我们可以逐渐解开这个谜题。

生活，是由连续的体验构成的。人们在遇到某个事件时，总是先为其赋予意义，然后予以接受。即使是一丁点儿令人惊吓的事情，人们也会在无意识中，根据当时的情况，对照过往的经验，以自己容易接纳的形态记在心中。在遇到困难的时候，人们可能会邀请一个人听取自己的事情，将它与自己经验库相连，重新确认意义，然后使自己得到缓冲。在遭遇脱离常规的情况时，人们会自发地尝试着重新审视那些不寻常的事情。所谓叙事便是这些努力的产物。

当产生一些和预期不同的情况时，例如事情进展并不顺利，或与之前一直以来认为理所当然、普通的经历之间脱节的时候，人们常常会在这时产生冲突，但仍然会不断尝试探索重新审视这件事的方法和线索。当然，有时这些事情也可以一个人完成。翻开自己过去写下的日记、博客，甚至重读过去的短信，从自己过往的那些克服困难和挫折的体验中重新振作自己。这样看来，生活与叙事之间具有非常亲密的关系。"可以说生活本身，就是一个内含故事性的构造"（冈本，2005）。

心理咨询师的工作，就是与他人共同开展这些工作。当然，将前来咨询的人（来访者）的话生硬地套入某个故事里，或者为了故事而协助来访者制作故事，都没有意义。重要的是咨询师和来访者"共同"地、一起去开展和进行作业。

## （二）跟随当事人的体验去解读意义

叙事取向带有这样的立场，根据主体的体验去理解当事人的行为意义：当事人如何看待疾病或障碍，是否赋予了它们意义，赋予的意义又怎样地在变化。叙事取向并不是将这些个人的看法，与某种障碍接纳过程的模型比较，而是从当事人的体验出发，描绘出意义在其中如何摇晃、摆动。

举一个出现突发性行为的障碍儿童的例子。当这个孩子和一个11岁的男孩一起出门散步时，突然行为失控，明明是熟悉的散步路线，他却突然情绪爆发、大声号叫。经过仔细调查后发现，这样的情况发生在孩子从学童俱乐部放学后的路段上。事情的起因似乎是学童俱乐部的指导老师在本该休息的周日进入了这个路段，因而引发了孩子的惊慌。

这个故事，我是从一个特教机构的工作人员那里听到的。从孩子的行为特征来看，通常会认为这是自闭症谱系障碍的特征之一——刻板行为。这种将行为标签化、一般化成某种障碍行为的立场，反而会让人看不到很多其他东西——因为孩子是自闭症谱系障碍，所以会有如此行为，即是说将行为看作是障碍的特征之一。但是如果从生活语境中重新审视孩子的行为的话，对于同一个行为的意义将会有迥然不同的解读。比如可能会产生这样的视角：过去被认为是障碍的行为，现在会被看作是孩子面对焦虑时的某种应对方法。咨询师进入到当事人的生活之中与他一同行动，回到生活的语境之中，重新审视那些异常的行为，便会看到行为对那个人而言的意义。

在过往的医疗或心理治疗当中，专家们在理论上都倾向于将患者、来访者、受助者的诉求、行为，从他们的生活场景中剥离出来，进而探寻个体的内在病理面。但叙事取向却恰恰相反，绝不将当事人与其所在的生活社会的语境（意义的场）分离。叙事取向从当事人所在的地方开始对话，尊重那些被科学客观主义所排除的、人们各自拥有的体验世界。

叙事面对个人，描绘的是第一人称的世界。咨询师为什么需要重视当事人的个别体验呢？在临床场面下，拥有名字的特定的人，一定是抱着某些问题来接受治疗或咨询的。在医疗领域当中，助人者面对问题常常倾向于将问题的根源定位在身体的某个部位。但是，这种方法在心理咨询以及对人援助领域则行不通。助人者（咨询师）只有仔细倾听问题的始末，对于受助者而言问题的意义才能逐渐浮现出来。个体都是带着以问题为中心的生活史，在临床现场中登场。

对那些来访者讲述的故事，助人者（咨询师）要一直倾听，直到清晰的人物色彩显现出来为止。心理咨询师、社工、援助者等专业人员，也在故事中实实在在地登场。那些甚至已经不存在于这世间的曾存在过的人，或是那些从未被人所注意的人，或是无论如何都想见的人，在专为与这些人交谈而设立的场所中登场。人将自己活过的证据残留、流传下来，这件事本身也具有重要的社会意义。这就是叙事。

# 三、重审作为生活经验的病痛及障碍

## （一）自伤的案例

医疗领域一直以来是以聚焦病症、症状为基础而建立起来的。但是，个体如何去体验那些病痛，则因人而异。如果从叙事取向出发，就会产生这样的视角，病痛可以看作一个人处于生活语境中的"活着的经验"。躯体症状因为处于患者的生活之中，而产生了各种各样的意义。

这里，以一则反复自伤的案例来进行探讨。

我想起了一个常年以来一直重复着激烈自伤行为的女性的咨询故事。这里简称之为来访者 C。从 C 的左手手腕开始一直到手肘为止，是无数道刀痕，甚至于这部分皮肤的颜色都因此变深、角质变厚。C 目前才 20 出头，在公司上班。在她的大腿、腹部也有伤口，所以盛夏里她需要穿一些能遮住伤痕的衣服。不会"割腕"的时候，她还会经常用头撞向墙壁。为了处理自伤后的问题，她还做了一个称为"自伤护理品"的小箱，里面放了很多处理伤口用的工具。C 把它们都一并放在包里随时带在身边。

C 自伤的情况很严重，但即便如此，她也一如平常地在公司工作，在职场里还非常开朗。"割腕"这件事无论家人还是公司的同事都未曾觉察。也可以说，这种情况大概也不是什么新鲜事。自伤行为出现在各种各样的年龄层里，不分男女，是非常常见的临床现象。

当把病痛看作"活着的经验"，看待它在个人的人生中被怎样赋予意义的时候，就会渐渐发现当事人的症状和问题指向了那些不计其数的"未能实现体验"的人生碎片。

也可以说，自伤行为本身就是当事人个人生活史的缩影，症状在一个人的生活史中一定具有意义。例如，通过 C 的症状很容易想到她在家庭生活中有关于依恋关系的否定性经验，这些可能与她的自伤行为有关。临床中，探究来访者自伤行为的背景因素时，常常出现以家庭问题为背景的讲述。

确实，C 的情况亦是如此。她从小就和继母交恶，对长期"不在"的父亲也抱有否定的情绪，在家庭中常常感受到孤立。但是，叙事取向并不是要假定来访者的问题背景中有什么因素，而是将个体的内在状况、外在关系及社会性等诸多因素集合起来，并不去特定某个因素，也不会去尝试挖掘讲述背后有什么深意，而是观察来访者通过叙事尝试创造出什么样的世界，咨询师仅仅是跟随在来访者身后而已。

### （二）探求自伤行为的意义

那么，我们将焦点放在自伤这种"行为"上看看。任何行为都具有意义，并没有什么行为是完全出于冲动的。因此，我们可以率真地思考行为具有的目的，也就是说，自伤也具有指向性。一般而言，任何行为都能被解读出其中的意图。那我们能否解读出自伤行为中的"意图"呢？笔者认为，如果仅仅从外部眺望，是无法进行解读的。

在家庭、学校、社会等，总存在力量关系上的悬殊差距。因此，可以推测自伤可能是对这种支配的无声的抵抗。从自伤这种行为带有的强烈破坏性来看，我们也可以解读为这是当事人对周围的一种挑战。可以很容易想象，当事人在没有办法抒发自己的情绪，也没有办法发出求救的呼声时，便会不自觉地通过自伤行为来发泄。甚至，在恋爱或亲子关系中，自伤行为可以向那些无法充分回应自己的对象抒发着感情。还有种可能，自伤是为了消除暂时的焦虑，当事人希望采取自伤这种行为来控制自己的情绪，但结果并不如预期，甚至，在自伤之后，她反而陷入更深的悔恨和失意之中。

一方面，伤害自己的身体这件事本身，便是自我破坏性的，另一方面自伤行为也可以看作是为了预防更深刻的破坏，在努力地尝试着抑制的行为。所以，C一方面向家人和朋友隐瞒了自伤的行为，但另一方面，她又希望他们能在什么地方觉察。因此，症状显示出多义性。

可能在C的内心中，她会怀疑自己的情绪是正常的吗？甚至极端的情况下，C可能对于自己的存在也丧失了信心。她的自伤行为背后，也潜藏着这种对自己的不确定感。

C讲述道，自己在切下去的瞬间，那些不快的感受都烟消云散。但是之后，悔恨便会扑面而来。因此，在"割腕"之前，她体验到的尽是难以忍受的情绪；在"割腕"之后不久，又涌现出更多难耐的情绪。自伤行为看上去好像对情绪的处理有帮助，但是本质上并没有成功。C本人似乎也觉察到了这一点。

当把情绪、情感放入语言之中，想法的内涵便会逐渐传递出来，只要能够确保有这样的时间，还有能够倾听这些的对象。C也有一些自学生时代起就很要好的朋友，似乎与他们也聊过很多，也有几位朋友知道 C "割腕" 的事情。但是，仅仅通过这样的谈话对象，没有办法改善 C 的现状。要是一般的朋友的话，大概会以 "不能割腕啊" 这样的方式终结对话，或有想割腕的冲动的时候，"一定要给朋友打电话"，只要当时不割腕就可以了。但是，这样的状态，并不能长久。

## （三）第三自我

仅仅是一个人的话，是非常难以处理那些身体上令人不快的紧张和兴奋的。这也是一直以来，贯穿着人类的课题之一。面对激动的状态，常常需要一个 "旁人" 主动搭话，然后帮助当事人平息那种状态。随着他人的搭话和帮助，当事人能够切实地感受到身体渐渐放松，使得体验沉淀。这些切实的体验本身，便是言语赋予意义、施以影响的天然材料。通过将这样的关系内在化，当事人的情感体验才能逐渐维持稳定。为了培养个体内在的温和的 "观察自我"，有这样一个持续性的关系在身边是前提。

其后，C 讲述到在内心中，有一个想割腕的自己，也有一个知道 "割腕是不可以" 的自我。拿 C 的话而言，"有一个东奔西跑想行动的自己，还有一个一直静止、由于脑海中思绪万千而无法动弹的自己"。C 觉察到 "说到底遇到事情以后，在做决定的时候已经太迟了。我总是很极端地觉得必须选一边，没有办法折中"。然后 C 讲道，除了这样内在的两个极端的自己之外，还有另一个看着他们的 "自我" 也存在。

能够这样回顾、反观自我的 "眼睛"，即是第三自我。但是，在 C 的心中，这样的 "自我" 一开始是冷漠的，是那个怂恿自伤的 "我"。那究竟能不能使它转变，让这个 "自我" 拥有一双温柔看待自己的眼睛呢？这便是针对自伤行为的心理治疗的目标。

# 四、故事在当下建立对将来的展望

## （一）将体验放入时间顺序中

叙事可以描述时间经过。在临床现场，叙事的时间讲述尤其具有生命力。怀特和埃普瑟（White & Epston, 1990）认为叙事的优点在于，能够将个人和家庭的体验，在时间经过中重新定位，即将几个在不同时间点上的体验相互结合，重新放入更广阔的事件或目的之中，从而获得意义。通过叙事的方式，叙述者能与自己所经验的事件产生距离。在心理治疗中，由于叙事具有这样的功能，使得来访者能够觉察到，自己的主诉仅仅是一时的问题，从而获得对将来的展望和对未来的方向感。

医疗领域的状况更加错综复杂。临床现场的不确定因素众多，一旦使患者在那样的场合下进行报告，他的讲述将自始至终都是按事件发生顺序、以直线的形式展开（Hurwitz, Greenhalgh & Skultuns, 2004）。在听取患者日常病史的时候，临床医生也会根据时间序列，按照生物学的时间轴整理并且记录病史。事实上，患者常常没有办法按照清晰的年表，去说明自己经历的事件或体验。但是，通过这种病史报告规程，患者和医生之间的讲述顺序被修正，以按照生物学的时间轴，呈现在一个统一世界里。也正是在这个时候，讲述开始背离体验。

叙事正是在这种时候彰显其重要性。医生在科学理论的基础上，在对患者的诊疗或咨询过程中可以使用叙事取向。患者也根据自己生病前后所经历的事件，整理出包含"生病缘由"的故事。在这里，医生可以将叙事看作患者关于"病痛"的故事。

## （二）在故事中萌生未来

人们总是自然地忘记生活的历程。假设我们正在福利机构或心理咨询机构的现场，接下来要开展亲子咨询。当询问父母"孩子的成长史"的时候，他们可能会对孩子何时断奶、第一次说话、第一次走路等记忆模糊。也就是说，在回顾人生的时候，过去发生的事件的时间顺序是模糊不清的。在这样的场合下，当事人要将过去进行取舍后，再描述这件事，以使事件的发生像是被仔细看到了过程一般。在临床实践里，重现患者、来访者的病史或生活史并非易事。每个人在讲述自己生活琐事的方式上，各不相同；症状或障碍前后事件的意义亦是如此，有人愿意讲述，也有人不愿讲述。

将这些临床素材，根据故事情节、梗概去展望时，便能解读到未来的发展，也就可以依此建立假设和预期。可以说，这是叙事的应用方法之一。至少，来访者总会迎来改变自己故事的契机和关键。这一路上，咨询师可以试着与来访者同行。咨询师采用叙事的观点，就会采用与来访者同样的姿态、保持这样的姿态共同前进。

接下来，我们来看看叙事里哪些事件会被选中，在语境中，又被赋予了什么样的意义。为什么某件事会出现在叙事之中，而其他的事情并没有出现呢？为什么特定的事情在当事人的叙事中被重视，而其他的事件却没有这样的待遇呢？通过反复地思考这些问题，不仅对当事人，对咨询师，还是对社工等，这些叙事中所隐藏的价值观、感情、力量关系等都逐渐清晰起来。

如果一名咨询师在来访者的叙事中，只是将来访者的生活史按照时间顺序去追忆，寻找某一问题的原因的话，这样会带有很大的局限性。因为故事都是以当时的场合、过去的素材为基础，按照"我从何而来"这一主题为中心来展开。尽管看上去叙事让人以为是在面对过去，但是故事通过让听者跟着故事情节开展模拟体验，会自然地帮助来访者产生对未来的展望。所以说，叙事可以展望未来。

在心理治疗中，过去的事件常常被作为谈话的素材，但并不是说来访者就像播放录音一样，完全一五一十地"重播"着过去。正是因为在"此时此地"这样的场合下发生的讲述行为，言语化才使得过去的事情开始"再构建"。就算父母观察了孩子一周的行为，并且做了详细记录，父母在咨询室内也不会根据记录逐字逐句地朗读，而是临场基于对方的理解重组语言。就算是在讲述过去，被讲述的内容也并非是早已预备好的、关于过去的记忆。

在听取来访者讲述成长史的时候，咨询师也并不是为了确认事实与否做年表记录，而是应该聚焦于叙述者怎么讲述每一个事实或事件，又是处于什么样的语境下采取了这样的视角。

## 五、捕捉故事的转机

事实上，来访者里有很多人都被他人赋予关于自己的故事，被架设在不符合自己的情节之中。可以说，自我同一性的问题是不分年龄的。因为在生活之中，在我们毫无觉察的时候，早已存在支配着我们的故事。例如，如果在学校或公司取得成功，就是优等生或出人头地的故事。

**【在心身内科的诊所】**

男性患者 D，第一次接受诊疗是 21 岁。在家里，D 时不时地会有暴力行为。家人对于 D 单方面粗暴的言行深感疲惫。D 一直无法摆脱中学考试失败的经历。为了当时第一志愿的高中，据他说付出了120% 的努力，但是，并没能合格。据他说，从那时开始，自己的人生发生了巨变。D 好不容易在另一所高中入学，但是由于难以适应，断断续续地出现不登校①的情况。D 一家人以前都是和祖父母一同居

---

① 不登校(non-attendance at school)：在日本教育中，不登校包含了比拒绝上学更大范围的对于上学有负面行为的现象。通用的"不登校学生"的定义是：由于一些心理上、情绪上、身体上或者是社会方面的原因，不上学或者想上学却无法上学的学生，并且这种状况一年内持续30天以上。这些缺席者应除去因生病和经济方面的理由而无法出席的人。

住，由于 D 想要有自己的房间，所以 D 一家在附近专门建了新家。在 D 进入高中的时候搬了新家。焦急盼望的房子尽管有了，但 D 在学校里感觉"好像同班同学都用厌恶的目光看着我"，不登校的状态一直持续到高中二年级退学时。D 在家里的暴力行为，也是从那个时候开始的。

D 从学校退学后，进入了学分制的高中，在高中毕业的同时也成功升入某大学。但是，D 一直否认现在的大学是自己想进的大学，行为上开始自暴自弃。D 考虑再次参加医学部的入学考试，甚至每天计划通过编入考试（译者注：在日本，通过"编入考试"可以在大学3 年级时实现大学转学）考入知名大学。父母对于他的情况是这么评价的："因为 D 从开始就是那样，也就没有把他的这个样子当成是什么问题，或让他接受治疗什么的。只是觉得 D 在家里和在外面的态度反差真的很大。"

D 的内心中抱有深刻的"活的煎熬"的信念，心中也在默默地控诉着，为什么每次自己都会这样。但是另一方面，从来访者所诉诸的病痛和问题之中，咨询师已经可以感觉到与那个故事不同、想要重新活出另一个故事的动向。

在初次咨询当中，这样的对话让人印象深刻。


（D 把自己的问题写在便笺上给咨询师看。）

D：老师，请看着我的脸说话。（D 看上去好像越来越生气。）

我首先向他道歉。接着，我以自己朝下看而没有朝向他的脸时，他感到愤怒这件事作为话题。

我：刚才是不是让人觉得，这人没有好好听我说呢？那我们不看便笺谈话吧。

D：要是可以从开头就重置自己就好了。

我：要是重置了自己的话，会怎么样呢？

对于这个提问，D 讲到了中学升学考试失败，入学后又持续不登校的状态，以及那期间没有任何人愿意正视他的事情。同时，他又讲到高中二年级时的班主任在自己毕业后也会联系自己，这件事让他开心。

在这里，谈话首先需要建构一种能实现叙述者与听者交换位置的应答关系。在这样的关系里，双方可探寻来访者所讲述的故事的转换点。在那个一无是处的过去，那样的自己，甚至都想重置的过去里，居然出现了例外的事件：想起了那个可以依靠、令人安心的人（班主任）的样子。

# 六、将这边的"地图"放在一边

## （一）生活事件和压力应激

诊断行为并不是贴标签，某个状态本身就具有发生变化的可能性。为了正常化（Normalization）（译者注：指代福利工作的正常化，其主旨为保障障碍者也能像正常人一样生活）的援助目标，诊断也具有意义。一方面，通过诊断，来访者可以觉察到，自己的体验也是很多人的体验。但另一方面，由于"诊断"这种标签行为，也可能使得来访者（的问题）被掩盖在其标签之下。甚至有时，不仅仅是当事人，就连他周围的人，也都完全默认了这种标签就是全部的事实。

在日常生活里面，有一个常用的临床心理学术语——"压力应激"。因为压力，所以腰疼；因为压力，所以头疼。用压力这个词好像一下子就可以让对方明白。但是"压力"一词，也使得一些东西被忽视。

基于压力理论，可以列举出人生中经历的各种各样的事件（生活事件）及其对应的压力值（Holmes & Rahe, 1967）。表 2 的列表是根据美国压力研究所（The American Institute of Stress）的主页提供的信息制成的。

续表

### 表 2　生活事件压力量表①

```
Death of a spouse (配偶去世) 100
Divorce (离婚) 73
Marital separation (夫妻分居) 65
Jail term (拘留) 63
Death of a close family member (亲人去世) 63
Personal injury or illness (受伤或生病) 53
Marriage (结婚) 50
Fired at work (解雇·失业) 47
Marital reconciliation (夫妻纠纷调解) 45
Retirement (退休) 45
Change in health of family member (家人的健康变化) 44
Pregnancy (怀孕) 40
Sexual difficulties (性障碍) 39
Gain a new family member (添加新的家庭成员) 39
Business readjustment (工作调整) 39
(后略)
```

　　这个生活事件的压力列表，列举了大多数成人都可能遭遇的生活事件，从压力高到压力低排列。研究者将结婚这个生活事件的压力度设定为 50，以此为基准，让被试者自我评价其他生活事件的压力水平。各生活事件的得分取平均值列成表。尽管这些数值源自美国在 1960 年代末的调查，但至今仍然被作为标准使用，便可以说明其非常具有说服力。压力度最高的便是配偶的死亡，接着是离婚或分居、逮捕拘留、亲人去世等。

## （二）事件对当事人的意义

　　我们应该怎么解读这个列表呢？要是某个人经历过这表中的每个的生活事件的话，相信一定会对那个人产生独一无二的意义。但那些

① 本量表转载于美国压力研究所(AIS)的网站页面(http://www. Stress.org/)，出自 Holmes-Rahe 生活事件压力量表(The Holmes-Rahe Life Stress Inventory)，部分做了修证。

被认为具有极度压力的经历：离婚或者配偶亡故，直系亲属的去世等，其本身带有的沉重度（打击度或压力水平）因人而异。即使在这个表中，子女离家出走的压力分数相对较低，但对于一些当事人来说，孩子离家出走这件事可能具有重大的意义，甚至某些情况下会给人的身心带来极大的痛苦。

从叙事的角度探讨各种各样的具体事件，究竟对个人具有什么样的意义呢？某个特定的事件，对特定的个人而言，意味着什么呢？一个事件在那个人特定的生活、社会语境之中，具有什么意义？我们想探求的目标便在这里。有时候，在个体抱有某个症状或问题时，重要的不是事件的客观性严重程度，而是来自社会状况方面的因素。

尽管使用"压力"一词能够表明身心上的煎熬，但是，当事人和周围人都会产生一种不经意的默许：默许这种煎熬仅仅是一种"压力"而已。此时，所谓的标准版或基本款的故事便油然而生。

即使是在医疗、福利等机构当中，这样标准的、支配性的故事也非常容易诞生。即使是福利机构的工作人员，面对受助者的行为，也会无视它复杂的语境，制造出具有某"诊断名"的浅显易懂的故事。这样的故事非常容易被巩固下来。工作人员也好、受助者也好，都基于医学、心理学或障碍学的说明模型，重新赋予当事人的"问题"新的意义——因为是"自闭症谱系障碍"，所以某某"果然"会出现那样的行为。面对行为，人们总是按照诊断进行先入为主的解释。这样的理解本身，也仅仅是一个故事。专业人员对疾病或障碍的评估也是一种故事、一个说明模型。临床叙事取向提供的视角是积极探寻其他故事的可能性。

专业人员常常带着社会既有的观点、专业用语，去理解孩子的行为。专家总是铺开自己的专业知识地图，在聊天里用自己的地图去整理对方的话。因此，评估者不如先将专家"这边"的地图放在一旁，问一问自己是怎么看待这个孩子的，希望这个孩子发生什么样的变化。就像那位福利机构的工作人员一样，只有用自己的语言去直率地表述的时候，才会诞生属于他自己的独一无二的故事。

在医疗甚至于心理治疗中亦是如此，临床治疗师拿着"这边的地图"去看、去描述的话，便会错过那边那个关于当事人的病痛与人生的故事。专家亦是如此，作为临床假设的故事，只要有一点点不同，看待来访者的方式就会发生巨变。

在医疗领域，人们尤其习惯将焦点放在病症、症状上。但是，如何体验那样的病痛，事实上因人而异。如果从叙事取向出发，则会将患者的病痛，看作生活语境中"活过的轨迹"。问题也好、症状也好、障碍也好，都在人的生活中，孕育出各种各样的意义。

# 第三节

## 心理治疗中的叙事取向

森冈正芳

本章将介绍在临床场景下，尤其在心理疗法或精神疗法中，如何活用叙事的视角，明确叙事取向在心理治疗中的基本特征和操作方法。

# 一、我们如何处理所经历的体验

## （一）赋予"生病"体验新的意义

在临床场面下，难以赋予意义的体验和事件，常常覆盖着个人的生活。因此，从这一点而言，临床上需要特别慎重于赋予体验意义的过程。当人们的身心发生变化的时候，赋予意义这件事本身，便等同于与那个困难的事件进行对抗。因此，人们才会寻求专家的帮助。如果专家能够给予一些回应的话，当事人便能因此安心。如果专家也没有答案，当事人那边可能会从几种可能性中进行筛选判断，建立假说。总而言之，赋予事件意义就是当事人将这样的经历与他人进行共有的行为。

人对于体验的表现方式千差万别。但将体验收罗起来进行记录、表现的这种机制贯穿了人生。这里所用到的语言都至关重要，有些词当事人在多年后再次听到，仍对其有巨大的影响力。不过体验本身，和基于体验赋予语言从而发声进行的表达是截然不同的东西。心理咨询并不是为了去确认某种心理上的情感体验是否造成了某种病症，其中是否具有直接的因果关系。咨询师在心理咨询中所做的，大多不过是通过语言询问那个人的体验。

由于个体差异的存在，一些来访者甚至不知道如何描述身心上的变化，也有来访者连这种变化都未能觉察。还有些来访者一直深信，向他人传达内心这件事本身就是不可能的。举一个极端的例子，即便是精神病患者也有可能因为能够肯定地解释自我状态而恢复到正常状态。这里，可以参考大宫司（大宫司，1996）的一个案例。

有一位被诊断为非典型精神病的40多岁的男性，从27岁起便持续失眠，并且异常亢奋。他话语中的用词非常粗暴，内容也尽是被害性的、缺乏整合性的。这名男性似乎也存在幻听，还有自己受到周围人的排挤、被人议论等被害关系妄想。从27岁起，他经历了8次反复的入院、出院。他在36岁时最后一次出院，之后便再也没有接受过入院治疗。在38岁的时候，他已经无须进行任何治疗，之后他的精神状态再也没有发生恶化。

这位男性患者在42岁时建立了一个宗教治疗所，甚至在那里开展各种治疗的活动，还登上了当地的迷你口碑杂志。在他的信仰之路上，有一个重要的不可思议的体验——那是在患者十八九岁时的某个夜晚。那时患者整晚都处于亢奋状态，难以入睡。据本人描述，在那个时候，"某个东西突然进入身体，自己就好像飘到了宇宙，不断地飞上天空，到一定高度以后突然世界变得一片黑暗，据说那是血的地狱"。患者认为这个体验具有特殊的意义，于是去拜访了一位通灵者，那是患者41岁的时候。患者在向通灵者讲起了这个体验后，被告知："其实这是你为了帮助他人而天生获得的东西，请去帮助其他人。"在这些言语中，他获得力量，开始了使用自己的信仰展开治疗他人的历程。

在这个案例里，患者通过信仰的道路，将自己的特殊体验赋予了不同于病历的语境，从而获得了新的意义，也开启了被周围认同的历程。可以说，这个患者的生活因此发生巨变，曾经困难的生活也变得容易。大宫司（大宫司，1996）说过，"一种本来被认为是脑部功能病变的精神病，因为将其中的特殊体验整合成了一个故事，使得其病理性大大减少"。这样的案例在临床上也是存在的。

在这个案例中，之所以能够将"病"的体验赋予新的意义实现"再构建"，我们发现患者与通灵者的相遇非常重要。那么这样的他人的角色究竟是什么呢？通灵者将来访者的"病"的体验，重新放入了截然不同的语境中，并且为来访者的生命赋予了"助人"的使命。

但是，并不是任何人的一句"请去帮助他人"，都可以调动一个人。或者说，如果一个人仅仅是去回想病的体验，回顾当时感受到的意义并且修正，事实上也非常难以使得那个人的生活发生变化。

## （二）赋予自己体验意义的力量

一个人一旦将某个故事套在身上，便不能轻易脱身。不管当事人将体验看作多么特别的事情（例如被害妄想患者），越是容易浮现在脑海的体验，其中所萌生的故事也越容易浮现在脑海中，并且充满了情感。就算那种体验对本人而言是非常痛苦的，但是如果舍弃它反而会给本人带来更大的痛苦和不安。

这个时候，存在一个"陪跑（伴走）"的他人至关重要。他可以不否定那些痛苦、不安、恐惧，陪伴着当事人，并且对当事人不离不弃。即是说，援助的目标在于，协助当事人将"我的病痛"的体验，作为自己的东西接纳。援助者的专业性也体现于此。

讲述之所以能够帮助人找回自己，是因为讲述具有赋予体验意义的力量，使得人们通过讲述行为而渐渐恢复常态。这种讲述的力量能使个体客观地看待自己，甚至与自己的体验保持一定的距离，实现将体验对象化的过程。这一切的前提都在于，存在一个愿意倾听自己讲述的他人。

另外，当事人认识到自己的体验，其实是"很多人都体验过的"这件事，本身也具有极大的意义。因此，即使是一般意义的体验分享也具有帮助作用。其他的来访者的体验，或者是经历过相似经历的人的体验，抑或是自助小组中讲述的故事，甚至于当事人自己的研究，这些都可以让人了解到，自己的体验只要保持原原本本的样子就好。

# 二、缓冲不断反复的过去

## （一）一对母女的案例

过去所发生的事情本身无法改变，这点是绝对的。例如笔者在第一节中所举的例子，受到暴力或欺凌的体验持续影响及支配当事人之后的人生。在日常学校心理工作中，咨询师遇到的学生或家长中也不乏有类似的情形。

在这里回顾一个案例。

来访者 E（40 多岁的女性公司职员），由于女儿（17 岁）的不登校问题前来咨询。

E1：最近有这么回事。明明她只是出下门，硬要把钥匙从钥匙扣上取下来，又把钥匙扣扔地板上，再拿着家里的钥匙出门去了。不知道她是不是哪里不舒服，比如生理期快到了什么的。然后，第二天她又把自己的那把钥匙弄不见了，把家里翻得乱七八糟。她还说"是猫把钥匙藏起来了"。

我 1：真是让人猜不透她在寻求的是什么呢。

E2：她还拿自己一直看不顺眼的猫出气，完全是欺负猫。

我 2：她好像在向妈妈述说着什么。

E3：可能是吧……可要是她不直接说出口，我怎么能懂。钥匙扣，大概是我买的她不中意，所以她突然就扔地板上了……

我3：真难猜她想要的是什么样的钥匙扣。

E4：要是大点那个（孩子）我还知道。这孩子是真不知道该怎么办。早知道就买个孩子气的那种，似乎她喜欢那种卡通人物，那种风格和她还挺搭。

我4：真是让人讨厌不起来呢。但是，妹妹的这情况……

E5：后来钥匙还是找出来了。当时不知道在牛仔裤的口袋里，后来一条一条裤子地翻，钥匙就出来了。

我5：那太好了。

E6：但我不小心看到她拿猫出气，把猫弄得疼，自己又什么都做不了。我觉得猫真可怜。

我6：嗯嗯，一不小心就会站在猫的那边。

E7：（沉默）

我7：这种突然就爆发的脾气，和谁比较相似呢？你的身边有这样的人吗？

E8：我跟这孩子的爸爸离婚了。他也是这个德行。有次，他一下子把家里所有的玻璃窗都给砸了。这事我现在都不记得原因是什么了。

我8：那真的是很激烈。

E9：前夫以前在乡下种树，那会儿他父亲还掌握着家里的大权。前夫的父亲也是个难缠的人，也做了一些不让我开心的事情。当时我刚好生了小的那个（孩子）。即便那样，他还从早到晚地使唤我。当时我的身体变得很不好，当时真的已经很勉强了。（之后来访者谈起了自己婚姻生活的不顺。）

这个案例里，来访者讲到了两个事情：女儿把钥匙扣扔地板上（E1）；离婚后丈夫的暴力（E8）。在此之前，在E的心中，这两件事情并没有联系在一起。E一开始很在意"这孩子就是不跟我直说"，让 E 觉得"一想跟我说什么就欺负猫，不是想对我说什么吗"。但是，女儿失去了向母亲讲述的语言，而且母亲也没有找到听懂女儿说话的办法。母亲一直引用女儿的语言（身体动作），话语中充满了母亲自身的困惑的感情，"不知道应该怎么理解为好"（E3）。另一方面，作为咨询师的我一边接纳 E 的情绪，一边还指出女儿的语言（身体动作）之中，是不是可以解读到有其他的诉求（我 2）。"扔钥匙扣"这个行为，在"不直说"、难以理解的女儿的行为之中，可以说是"例外的"情况。女儿在向母亲传达着什么，母亲大概也从女儿那里接收到了什么。E7 的沉默的时间间隔，让人感觉蕴含了那样的意义。接着，E 讲述到了离婚的丈夫（E8）。女儿通过行动想向母亲讲的内容，慢慢地浮出了水面。

### （二）从被讲述的故事到被经历的故事

心理咨询是一个发生在咨询室中的共同作业的过程，咨询师和来访者共同为所讲述的事情或体验，寻找符合它意义的言语。以 E 为例，E 讲述了女儿的"脾气"的故事（told story），通过在"此时此地"进行的会话（心理咨询），将这件事与他人共有，使得另一个事件——前夫的暴力的故事被栩栩如生地再现出来（lived story）。

在唤起记忆的过程中，叙事具有打动人心的传达能力，被讲述的故事（told story）转变为被经历的故事（lived story）。咨询中最基本的要素，正是在"此时此刻"（present moment）当中去支持、连接着过去的自我。在当下的对话里，当事人将过去的事件讲述给一个非日常的对象（心理咨询师），被置于一个与目前为止截然不同的意义的场（语境）中。这种不同，不仅唤起了来访者不曾想起的记忆甚至联想，还帮助他们重新审视了事件的意义。

## 三、临床叙事倾听的关键

### （一）对话作为基础

叙事的实践是以对话为基础的。援助者是作为维持对话的专家存在于此。通过对话使得说话人之间产生空间，并设法将这个空间拓展开来，可以说这就是叙事治疗的基础。首先咨询师并不否定症状，反而要更加仔细地询问与这个主诉相关的周围的事情。即使是同一事件，通过这样反复的重新讲述（re-telling），来访者对事件的觉察也会越来越多。咨询师如果将焦点放在故事的细枝末节，关注故事如何发生变化、产生什么样的动向，在实际的治疗中定会有所成效。处于抑郁状态的患者不断讲述着引发目前状态的事件的相关情况，对于细节的描述越来越详尽，讲述的方式也发生了变化。最不能错过的，便是让人感受到故事产生动向的地方。

### （二）从具体的提问入手

首先，在临床中，一切都需要从具体的提问开始。可以的话，希望咨询师能够提出促进故事展开的问题，这也是咨询师需要下功夫的地方。例如，当抱有某个症状的来访者来到跟前，有两种提问方式"从什么时候开始持续这样的状态"和"这样的状态持续了多久"，它们所招致的回答截然不同。前者，一般会引发关于病痛或问题的讲述。后者，人们多会回答"大概一个月的样子"。当这样的"共同讲述的空间"被确保下来以后，咨询师就可以从来访者作为当事人的体验的原点出发去展开对话，陪伴当事人去自发地赋予体验以实际形态。

### （三）接受"发生事件"

需要听者特别注意的是，所有被讲述的事情，都要作为"发生事件"去接受。在咨询场合下,听故事并不是为了去听那些既有的故事走向、情节。叙述者会有一个不得不讲述的故事开端。在来访者的问题或症状的背景之中,也会有一些"没有被充分经历"的地方,可作为故事最初的出发点。在实际的咨询中,咨询师反而很少去有意识地注意"故事"这件事。相较于故事,作为听者更需要促进讲述者(来访者)的是"联想"。当对方说出"只是刚才突然想到的"或"意想不到的是"之类的话的时候,我们就需要洗耳恭听。

这样的倾听使得叙述者将未觉察的事件之间建立联结,换言之,也就引发了新的故事。甚至,听者在不同时间点上听到的事件,一直在反复同一个主题。这样的过程便是站在"现在"对过去进行"再语境化"。咨询师需要去关注的是,本来被认为没有关联的两个事件,在故事性关联之中如何诞生意义。

## (四) 创造第三领域

"要在这里讲什么才好呢?""可以从任何想到的事情开始。"在心理咨询之中,在开始的时候,不给对话的话题设定任何的限制是基本要求。如果对方的应答具有模糊性,那可能是因为咨询目的(来咨询的理由)和最初的主诉或问题不一致的地方。咨询师首先需要为来访者准备一个"自由且又被保护的空间"。咨询师时刻准备着在这样的空间里,觉察到一点点浮出水面的主题。所以,对话的空间是否成立这件事意义重大。

言语一定指向着什么,而且有些言语总是被看作对话的一部分。在两者之间交汇的对话,会构成一个三角形的形态。两个人总是在什么话题(主题)之下说话,这也是对话最基本的形态。所谓对话,也因叙述者和听者之间维系着主题,从而使得这样的三角形形态成立。在这里,笔者希望将这种以三角形为基本的发话状态称作"对话"。为了构成对话,言语在话题、主题、对象上都具有指向性,同时言语本身也指向了听者。言语的指示对象在同一时间里是重叠的。在心理治疗的咨询中产生对话的时候，其本质也是三角形成立并且被维持的状态。为了保证对话三角形的成立，言语的这种"双重指向性"（double directionality）必须要充分发挥功能（Bakhtin, 1981）。

两者之间能够孕育话题的对话，支撑着言语的双重指向性，这也是心理治疗的基本形态。随着对话的积累，在三角形的中心地带将展开多样的、多次元的"对话空间"，从而使两个人之间形成这样的第三领域（Anderson, 1997）。不仅对话的主题会给这个第三领域提供顶点，听者这样的他人，以及与对方的关系也可以作为第三个顶点。并且，在叙述者自发地形成主题的时候，另一个自我，或者说"内在的他人"也可以作为第三个顶点。换言之，在对话成立的时候，叙述者、听者的位置也开始浮动起来。如果把叙述者和听者的位置固定下来考虑的话，两者之间的语言就像在两名运动员之间被来回击打的网球一样。

如果把叙述者和听者看作构成对话的支点的话，在对话关系当中，也可以构成"第三领域"。心理治疗当中，需要共同去创造这个领域。通过这样的体验，在来访者的内心中，也能培育出能够自发地观察冲动、情感，甚至控制冲动、情感的观察性主体。

## （五）回归到此时此地的意义

在心理治疗和心理咨询当中，并不需要去客观地探讨来访者在那里所讲的话是否符合事实。咨询师应该将焦点放在透过那些话，来访者建构了什么样的体验世界。咨询师通过听取一个个的话题，在心中描画着来访者的生活样态。然后，接受那个瞬间所产生的"此时此地的意义"（its meaning now）。当时所讲述的话题或对象，因为现实中的实际体验而栩栩如生。所以，咨询师也需要听到的是事件对此时此地的意义。

你能够区分咨询师"听取到的内容"和来访者"实际讲述的内容"之间的差别吗？仔细思考的话，就会发现这两者之间是有差距的。一旦咨询师仅聚焦于"听取到的内容"的话，一不小心就很可能陷入自己想要从对方那里听到的东西这个盲区里面。笔者希望咨询师能放下自己评价判断的意图，对来访者在此时此地所讲的东西洗耳恭听。

## （六）在多个语境中听取叙事

心理治疗中，来访者常常讲述发生在过去的各种各样的事件——来访者尝试着通过此时此地的讲述传达着某种意义，又尝试着在此时此地的这个"场"里，尝试着呈现出心中的世界。虽然被讲述的内容是过去的东西，但它在现在具有什么样的意义是重要的。因为，能够赋予讲述意义的语境，始终存在于当下、现在的时刻之中。

例如在咨询受理的时候，即使咨询师得到的信息是来访者"自我评价低下"，又或者通过心理测试的结果得到了来访者"在知性/认知能力上很优越"这样关于心身能力或功能的信息或报告，对来访者的认识仍然不是非常确切的。事实上，这些意义都会因来访者或来访者周围的人，如何去看待这件事而发生变化——在生活里，来访者是否重视自我评价或者知性能力这件事，又或者来访者的家人如何看待这些能力，再或者来访者对于知性能力具有什么样的愿望，来访者如何生活、又如何看待自己的生活……在这些丰富的语境之中，我们才慢慢知道对于当事人而言这些能力或认知的意义是什么。这里所说的语境，也可以称作为"意义的场"。

那么，咨询师究竟应该在哪一个语境中，解读这些富有个人特征的记述呢？这在短时间里是难以确定的。所以咨询师需要随着对话的积累，同步整理出对于当事人而言，更容易生活下去的"意义的场"。在心理治疗中，咨询师与来访者是在多个语境中穿梭交织的。前提是咨询师不能待在自己事前准备的语境中。例如，在心理咨询开始之前，如果说"接下来准备见○○症的人"，就会因这个"○○症"的称呼而使得语境有所限制，而那个症状的意义也会变得单一、固定。

在这样的语境里，更难以通过读懂来访者的叙事而产生新的事物或一些自发性的力量。所以，在对话开始之前，咨询师应该极力避免这些将症状作为治疗对象的语境，而是将重心放在通过交织的对话语境，即意义的场是如何诞生的这件事上。

关于体验的讲述当中，叙事在"此时、此地、向谁"这样的语境中选择事件、建立情节。由于讲述体验的方式不同，自我的状态也会随之变化。体验常常伴随着强烈的情感，因为讲述和被听到，可以使人能够更加积极地将未知的情感转化为言语。

### （七）来访者固有的语言

心理世界中，一直在形成意义的网络。由于人们生活（life）的语境的不同，即使同一个词汇也会被倾注复合的意义。它可能是一个人的口头禅，也可以称为"个人的惯用句"（personal idiom）。我们需要通过学习这样的词汇，去了解这个被来访者重复使用的词汇具有什么样的情感，有时候甚至可以了解到这个词汇所联结的背后的事物。这样的语言也可能并不仅仅局限于个人固有的、特别的用语。例如为一般大众所广泛使用的"压力"一词，来访者又是以什么意义在使用呢？因此，以这些内容作为话题、通过提问，咨询师就会知道"压力"这一词，对正在叙述的当事人而言是具有特定意义的混合体。

### （八）内容的重复方式

当多个事件被排列出来之后，听者便会认为事件便是按照那样的顺序生成的，一不小心就会如此解读：因为有前面的事项，所以才导致了后续事件的发生。"因为之前发生了〇〇事，所以＊＊事件会如此骤变""因为那个时候＊＊事件并不顺利"等，在日常生活中，很多人都会经常用到这样的表达方式。很多来访者也会从咨询开始就用到这样的表达方式（長井，1991）。这样形成的语境当中，听者常常会被某种具有充分说服力的内容所吸引。让人介意的是，浅显易懂的内容因具有说服力，反而使得这样的叙事很难"再构建"，无法拥有转化事件意义的力量，因为语境僵化而使得叙事本身不再具有可塑性，而事件也会有因为被固定的语境而失去灵活性。

为了使已经凝固、僵化的故事能够重新产生变化，需要将生活史、人生史转移（transference）到"此时此地"的对话平面上，将已经凝固的故事一点点熔化在对话之中。

## （九）抱持矛盾进行应答的技巧

在对话中，以"并且"（and）应答，远比用"但是"（but）有效。我们对于自己的体验总有一种倾向，将体验的某一方面看作自己的全部，面对他人的体验也会有同样的倾向。这个时候，可以用"并且"代替"但是"去回应。这种叙述看上去仅仅是代表了某种回答的形式，但事实上，又并不止于回答方式这样的表面问题。更确切地说，来访者的体验常常是各种"相反"的结合。通过"并且"去回应，不仅仅可以帮助来访者容许矛盾的部分，还能帮助咨询师陪伴在来访者的自我觉察过程。这样的应答，不仅可以唤起来访者新的可能性，同时这种可能性对咨询师而言也是开放的。

任何故事，都至少会有两面性。当明确表达的、最像样的内容出现的时候，甚至出现像"一般反应"的说法时，更需要郑重并细致地探讨"相反的可能性"。无论是来访者还是咨询师，都要极力避免掉进"一般反应"的陷阱。

## （十）不符合情节、矛盾的地方才是治疗的源泉

对于那些因＊＊障碍的诊断来到咨询室的来访者，咨询师尤其需要注意在来访者的讲述中，关于其如何体验"＊＊障碍"时的语言。并且，咨询师应向来访者请教，他们将这种体验与什么样的语言相关联，又是如何理解这些语言的。需要我们仔细去聆听的，是那些不符合"因为＊＊障碍""所以"这样的情节的过去事件。

体验当中，常常残留着没能统合到"自我故事"中的东西。它们在体验中时而出现，却让人不明所以，有些像入侵的异物。这部分不仅仅针对来访者自身，甚至是对他人也是想要隐藏的部分。那些来访者希望当作不存在的，甚至希望从自己的心中分离的部分，才是来访者所述说的症状和问题所在。在那些故事的周边，永远都包含着最原始的"生活体验"的素材，其中潜藏着我们尚未开发的力量。这里面甚至包含了很多在自我故事中从不曾表达的信息。

长期处于抑郁状态并因此而休息的女性，这样讲道："我休息日也总想着工作的事。在工作上不想给大家看到横冲直撞的样子，想给大家呈现出对任何事都游刃有余的样子。所以，从我进入职场起，就一直尝试给大家工作上比其他人能干的印象。话虽如此，但是自己的心中却没有办法涌现一个有动力、有干劲的自己。以前一直想着离开父母早日独立。"在这个一眼看去尽是矛盾的故事当中，正蕴含着自我恢复和治愈的力量。在自我故事中尚未充分表达的部分，就像这些没有统合入自我的部分［在罗杰斯（Rogers，1951）的理论中，即是"自我与体验不一致的部分"］，会在对话中逐渐被触碰、谈及。

## 四、基于叙事的自我恢复

### （一）支持每一个讲出"我"的瞬间

由于涉及自我评价和自我同一性，自我的故事总是容易僵化。那要怎么才能重写自我的故事呢？通过重写故事，也许能让自己更加轻松地生活下去。即使很多人认为事情并没有那么简单。

到目前为止的介绍当中，我们知道即使是同样的体验，当事人在对不同的对象讲述时，内容也会有所取舍、强调或改变。其次，故事赋予了如何回想过去的框架。并且，故事还能决定自我在未来的存在方式。如果能够建立对话，并且对话中能够创造这样具有动力性的未来时间，也就实现了自我故事的重写。

　　我一直都不想让人看透真实的自己而努力地扮演着虚假的自己。这叫"解离"。那所谓真实的自己呢？那是一个特别不擅长人际关系、没有自信的自己，觉得自己没有存在价值的自己，一切都从自我否定开始。何谓自我否定，对自己感到厌恶、认为自己不行、没有任何用处，感觉总给别人添麻烦，以至愧对于人。然后，就没有了可去之所。所以，一个人在房间里的时候，最让人安心。

　　事实上，我从儿童时代起就是一个不登校的孩子。我被孤立这件事，对谁也无法开口。要是告诉了班级里的伙伴，一定会被当成"弱者"，而且从来也没有人愿意过问这件事。我也不想让父母担心。……反而觉得这样被担心的自己，很让人难为情。渐渐地觉得自己是一个"没用的男人"。甚至还确信，周围的人一定也是那样地看待我。这是一种妄想。就好像什么都被看穿了一样，所以绝不踏出家门半步。就这样，我的不登校开始了。苦恼因为没有任何人可以述说，一点点膨胀变成妄想。……为了救赎，只能不顾一切地行动。

　　　　　　　　　　　　（援引自武藤清荣《东京心理健康学会报》）

　　武藤自开设了免费学校起，一直持续着对蛰居族（译者注：英文为 hikikomori/social withdrawal，长期闭门不出、不与社会接触的人群）和不登校的孩子进行援助活动。这里的例子，援引了当事人自发讲述的体验手记。像这样，当事人用自己的语言所讲述的发生过的事件，具有丰富的真实感。原本对自己而言无能为力的原始的"发生事件"，当事人费尽周折但是终于能够讲述出来了。即使是自我否定，要是有能够和自己共同去体验的他人存在，有这样的应对方式的话就能克服。临床叙事取向尤为重视对语境的梳理、整理。如果听者改变的话，语境，也就是所谓"意义的场"也会随之改变，"陪跑（伴走）"的援助当中倾听的实践意义（实用性）便在于此。临床叙事取向里，以尊重和恢复当事人的行为主体性（agency）为目标。

我们并不知道像这样的讲述，或者被记述的事件，是否是"客观的事实"。唯一可以确定的是，叙述者内心中抱有这样的心理现实。这些心理现实，向一个能够接纳的听者甚至读者，以自己的方式，在一个可以共有心理现实的场所被表达。尽管也受各种各样的其他因素的影响，在那里总会有叙述者开口讲出"我"的瞬间。从叙事的立场而言，那一刻正是我们的关注点所在。

## （二）在对话的平面里探寻"我"的动向

咨询师非常注重治疗场合的设定。在固定的时间、固定的场所当中，准备治疗的场所。这样的场所不会被无缘故地轻易变更。咨询师在这样的治疗场所中捕捉着隐藏在来访者身上突然闪光的瞬间，支持着他们即使在犹豫踌躇之中也能安心地讲述。尽管那些叙事的内容，多是连续的否定的事件，但是仔细听取的话，哪怕非常微少，也能看到那个人特有的闪光点。咨询师将焦点放在那里，增强那道光闪烁的频率。听取来访者讲述时需要注意的是，在沟通上需有所侧重。临床治疗家东在公开督导当中提出了这样的建议。

"对方说出不行、糟糕的那些消极的部分，需要柔和地听取，但是绝不可以无视。尽管一段时间内，消极的内容仍然会持续出现，但时不时积极的声调会在其中突然放光。抓住那个瞬间，强烈地回复道：'啊，对啊！'"（東，2003）

如果精心地重复着这样的应答的话，对方具有的否定性信念及思考方式有可能会向积极的方向改变。无论是多么诅咒自己人生的人，或是责备家人或者学校、怪罪老师的人，实际上也在努力地做着些什么。当浮现出表面的全是"不行""糟糕"的内容时，那些与生俱来的天赋会被掩盖得连当事人都无法觉察。为了使那些天赋再次变得有活力，咨询师在提问中就需要尽可能地避免探寻问题的原因、追溯过去。探寻原因的听取方式，只能使本人创造出"进展并不顺利"的故事，否则故事本身也会慢慢僵化。

其实，即便在那样的生活中，仍然有一种潜在力量支持着来访者去努力。我们需要问的是，"那你是怎么过来的呢""当时是如何克服的呢"，来帮助来访者去意识到那种力量的存在。从中能够找到当事人的个人色彩，来确立叙述者的"自我感"。广义而言，多少能够帮助当事人恢复自尊心。这就是促使自我故事变化的线索。所有自身的感受和想法、心情，都是时刻变化的。随着有他人参与的对话不断积累，更加能够促进自我改变。讲述这件事本身，也在传达着那个人自身所固有的特性。说的方式、讲述的口吻，即是那个人的个人色彩的直接呈现。

### （三）想起本身便是找回自己

过去的经历本身是绝对的、无法改变的。就像被欺凌的体验，直到后来仍然留下痕迹，甚至支配着那个人之后的生活。在每个人自然的日常感觉中，都会将现在看作是经历了过去所得到的结果。

但是，过去并非像一条直线一样地决定着现在或未来。过去的事件尽管会被看作是决定性的，但赋予意义却是流动的。可能的话，笔者希望来访者将这些过去，以可以面向现在和未来的方式活用起来。通过叙事，能够发现过去的可能性，使得已经停滞的时间再次前行。这也是临床叙事取向在实践当中，作为基石的特征。

时间再度前行这件事，可能并不是什么特别的事。因为在人们毫无觉察的日常生活中也发生着。

笔者偶尔会和学生们一起进行"左手作画"的练习。这是一个非常简单的方法。首先，让大家慢慢回想刚开始学习写字时的情境，具体的场合和发生的事情一旦浮现出来，就将它们画在绘画用纸上。还会邀请大家用蜡笔将当时被称呼的爱称，甚至那个时候朋友的名字写下来。然后，可以写字上去、涂鸦上去都没有关系，让大家自由地涂写。这一切都需要用非惯用手大大地描画出来。

如果大家实际做一做的话，常常会不可思议地想起年幼的事情。有些人甚至会回到当时的那个自己。有学生说"写出来的时候，那个字就跟小时候写的一模一样"，然后非常认真、珍惜地写着最开始学写字时的那几个字。还会让人想起已经忘记的感觉。也有参加者讲到这样的感受，"那个时候对我来说写字超难，所以当时只写想要传达的东西"。

写字活动本身就是一个全身性的活动。日常里，写字的动作已经被习惯化，一旦制止了习惯化的身体运动，那些从未使用过的神经——运动回路便会活性化。这种行为不仅仅唤起年幼时的记忆，"回想"这种被忘记的心灵运作也被活性化，使得"被埋藏的感情"更容易呈现。

曾经，我受到某司法机关的委托，为一群少年做矫正教育时，尝试过将这个练习导入团体心理咨询中。这是一个药物滥用的小组。用负责老师的话来讲，这些少年拒绝感受快乐、喜悦，一般在小组的回顾环节里，也更容易出现对自己而言讨厌的、悲伤的、痛苦的那些消极的记忆，而令人喜悦的，甚至于中立的情况（非问题的事情）就好像被藏起来了，无法被想起。

在做了用左手画画的练习之后，在小组内的回顾环节里，某个少年讲到，自己想起了7岁（小学一年级）的时候，父亲向母亲施加暴力，8岁的时候"希望离婚离家出走的母亲能够回来"的记忆。但是另一方面，在用左手描画树木和山的时候，他又在小组里讲述了"想起当时让父亲带自己去慢跑，和家人一起吃便当的记忆"。

在分享感想的时候，他讲述道："一直以为自己并没有什么开心的回忆，但是不可思议地就想起了那样的往事"。同样也想起了父亲的暴力的另一个少年，在用左手画画的时候，想起了和父亲一起踢球的记忆，还画下了和母亲一起种向日葵的画，并向大家绘声绘色地述说着当时的欢快情境。

下面是当时的小组成员书写下的部分感想（未作任何修改）。

"怀着想回到少年时光的心情画的，然后想起了很多过去的事情。"

"用左手画的时候，并没有想起什么，但画着画着就有了很多怀念的感觉，想起了很多小时候的点点滴滴。"

"一开始画的时候，觉得非常难画。在日常生活里从没有用过左手，没想到会这么好玩。就好像回到了过去一样。"

"一边想着小时候的事情一边画画。想到了很多事情，想起以前画过父亲母亲的脸。"

站在现在这个"意义的场"当中，那些发生事件的意义便一点点地发生变化。通过回想，还会有未曾想到的变化和发现。从那些过去的叙事当中，唤醒和想起的方式需要下一些功夫。唤起记忆（remembering）本身就是一种"对过去发生事件的再语境化"。并且，这也是一种通过还没进行完全定义的过去，创造出未知的未来（unknown future）的方法。这也是众多心理疗法的共通之处。

在故事当中，时间会发生动力性的运动。随意倒带、快进，甚至以倒序方式阅读人生也成为可能。由于我们可能到达故事的任何地方，在这些地方，任何人都可以自由地询问。在故事中，过去和现在之间的边界相互胶着。叙事取向打开的不仅仅是未来的可能性，还可以扩展过去的可能性。之所以能够看到那样的可能性，是因为有一个能够一同去慢慢面对当下的人在面前。通过一同去慢慢面对当下这件事，那个人的过去不再是一个固定的东西，另一种新的看待事物的方式成为可能。

### （四）把握元叙事（meta-narrative）

临床实践者、专家需要不断地去确认，自己是在用什么样的方式看待事物。患者、来访者可能并不一定想知道症状的意义，但是想知道这是什么样的疾病，需要用怎么样的方法才能治愈。顺应患者/来访者的要求，首先需要对这一部分进行回应。基于叙事的临床观点，最优先的并不是听取来访者的赋予意义和来访者的解释，咨询师也要不断地去确认自己是否过度依赖作为专业人员的知识——这些近似于基础知识背景一样的"事物看待方式"。也有很多专业人员基于诊断分类表创造出疾病的某种"现实"，从而获得一席之地。但叙事取向对此，本身就会投以疑问。

专业人员的知识体系与当事人的体验知识、生活知识之间，常常会出现对立的冲突。另外，专业人员的援助过程和当事人的生活过程之间，常常存在落差和偏差，这一前提应是援助的出发点。其中最为悬殊的便是力量关系上的差距。处于医院、学校、咨询室、福利机构之中的当事人（受助者），很容易陷入不利于自己的情形之中。专业人员这边，也需要从解决疾病或障碍的专家的角色中走出，为把握当事人的真实状态而努力。在这个时候，专业人员很容易依赖于既有的知识体系。专业人员需要冷静地、再次看待自身的"看待事物方式"。换言之，去把握自己看待事物方式中的"元叙事"，同时，这也会成为支持专业人员进行实践的根本所在。

另一方面，当事人通过叙事也能获得一种将自身作为研究对象的视角，为我们打开将自己作为对象进行事例研究的可能性。这些由当事人呈现的援助过程的讲述，让人不禁饶有兴趣地想去阅读、了解。在那里，才能学到作为专业人员本来应有的专业性。

### （五）向公共性发展

叙事取向也具有建立公共性的志向，叙事可以成为个人向组织、集团、社会开放的媒介。我们需要去注意那些小型团体的援助活动。例如医院的日常回复小组、自助小组等这样的集会中，也有对话出现的可能性（土屋，2007）。松本（2007）在法务机构，以服刑人员为对象，开展基于音乐的小组活动。成员们真诚地讲述自己、向他人提问。松本指出这样的小组活动实现了自我意象的"再构建"。将对自己而言"重要的音乐"分享给其他成员，然后再各自使用乐器进行合奏。在之后的自由讲述环节，成员们讲起了和这些音乐相关的故事（详见下篇第八节）。这里的讲述和听取具有学和教的关系，进一步的合奏则具有共有体验的意义。

学和教的关系之外，还具有参与的过程。通过讲述自己的体验，也会引发他人的讲述。在承认自己与他者的语言具有差异的前提下，小组成员不断地促进这种互动。由于日常的用语和自己的用语，常常都是多义的，在团体中，以回顾过去为目的，通过和倾听者、他人一同去发现"公共的语言"，小组成员自身的体验也会随着这些认识而更加强烈。

移民精神医疗理论和实践的奠基人纳坦（Nathan, 1986）认为，对移民及其家人的咨询治疗，必须摆脱旧有的西洋医学的框架，应该从移民的出身文化出发，展开彻底的询问或倾听。治疗者需要通过翻译，去学习当事人的文化。这种方法被命名为"专业性的反转"，在心理治疗中开拓出了具有划时代意义的领域。在这样的实践之中，在"讲述—听取"的互动之中，也能发现相互学与教这种具有积极意义的关系。

## 五、向他人开放的故事

演出家竹内敏晴因以运用戏剧的方法开展人际关系工作坊而被熟知。后来，工作坊还以"竹内课程"的名义，形成了以恢复人性为目的的社会运动。笔者也多少受到过其中的影响（森冈，2005）。

在竹内进入戏剧世界之前的大学时代，曾有过这样一段为空袭疏散所（Evacuations）的小学生讲述童话和故事的经历。这段经历，让他开始尝试帮助他人找回向别人传达意图时的话语。当一个人绞尽脑汁地想讲什么却不知该讲些什么的时候，如果把要说的内容当成故事、寄托于故事的意象中，反而能更自然地使话就像故事一样脱口而出。正是因为这样的经历，竹内开始学习如何具体描述或讲述事物。

以建立和他人的共通性为目的，当我们试图通过"讲述、听取"这种对话的方式靠近他人的时候，也会遇到一些陷阱。仅仅靠相互讲述、听取，他人的特征（问题）并不一定能够被充分呈现出来，还可能使得对话变成对故事中的登场人物的追随，即那些仅仅由自我出发被"他人化"的东西，故事便被局限于文本层面了。在这里，不论是故事的听者，还是叙述者，他们之间的关系与其称为"他人"，不如说就像自己的姿态映在镜子中一样。并不是要去听故事，而是去关注那些仿佛在说"快看、这就是我"的地方。所以，故事也有向他人开放的需要。

"叙事的实践，就好像要让我们住进对我们而言的异世界一样，是一种锻炼自己的思考实验"（Ricoeur, 1983—1985/1987—1990）。叙事的实践，就是将那些早已熟悉的东西转化成陌生的东西而进行的练习，然后将那些自己早已熟悉的故事"他人化"。正是因为他人，已经固化的自己的故事才有了动摇的机会。在对话之中，也迎来了听者改变自己的时机——将之前无比熟悉的东西转化为陌生的东西。

我很期待能在生活的场里，开展这样的叙事实践。

## ＜第一部・书籍导读＞

クラインマン, A. ／ 江口重幸・五木田紳・上野豪志 (訳). 1996 病いの語り. 誠信書房(Kleinman, A. 1988. *The Illness Narratives*. Basic Books.)

人生在世，无论处于什么样的时代，什么样的民族社会里，都有相应的医疗方法。那些方法在其独有的环境里独自发展壮大。在多文化、多言语背景下探讨治愈，并不是将西洋医学相对化，而是希望从中能够探寻更有建设性的实践。每个患者都自发地为"病"赋予意义，抱有自己的评断。为之发声的实践本身就为现代医疗带来了力量。这本书可以被称为叙事取向的古典之作。

ブルーナー,J.S. ／ 岡本夏木・仲渡一美・吉村啓子 (訳). 1999. 意味の復権. ミネルヴァ書房(Bruner, J. S. 1990. *Acts of Meaning*. Harvard University Press.)

叙事的思考方式，在心理学中如何存在的呢？如果没有大心理学家布鲁纳的言说，基于科学实证主义的心理学与生活及实践现场中所期待的知识之间仍然是疏离的。现在的心理学因这些思考，变得如此丰富和有趣。

アンダーソン,H. ／ 野村直樹・青木義子・吉川悟(訳). 2001. 会話・言語・そして可能性. 金剛出版(Anderson, H. 1997. *Conversation, Language, and Possibilities*. Basic Books.)

哈伦・安德森是古利辛（Goolishian, H.）的爱徒。古利辛对于"无知"以及"来访者才是专家"的这些想法，积极地制造对话空间的实践，发展出了合作取向的心理治疗。他告诉了援助者，援助的本质之所在。对于这位像预言家一样的咨询师古利辛，读者可参考他的著作 *Human System as Linguistic Systems : Preliminary and Evolving Ideas about the Implications for Clinical Theory Narratives in Collabo-*

*ration : Human Systems as Linguistic Systems*。

ヘントケ, L., &ウインズレイド, J. ／小森康永・奥野光・石井千賀子(訳). 2005. 人生のリ・メンバリング. 金剛出版 (Hedtke, L., & Winslade, J. 2004. *Re−Membering Lives: Conversations with the Dyning and the Bereaved*. Baywood Publishing Company.)

　　叙事取向也是时代性的反映，在社会援助和冲突解决等方面，叙事取向的指导经验仍然在不断地积累。以哀伤辅导的现场为中心，温斯莱德等人持续着所谓 Re-Membering 的实践。Re-Membering 意味着：想起并且再度收集。以会面的方式，假设已经去世的人及其在世的亲友正集合在一个会员制俱乐部。亡者的亲友可向俱乐部提交书信。倾听者便是他们的见证人，也是人生的证人。

森岡正芳(编). 2013. N: ナラティヴとケア(第4号). 特集: 心理支援法としてのナラティヴ・アプローチ. 遠見書房

　　《N：叙事和关怀》是刊载叙事取向相关内容的唯一定期刊行物。叙事取向非正式研讨会每年都在东京举行一次。详情请参考远见书房的官方网页。

# ＜上篇・参考文献＞

Anderson, H. 1997. *Conversation, Language, and Possibilities*. Basic Books (クラインマン, A. ／江口重幸・五木田紳・上野豪志(訳). 1996. 病いの語り. 誠信書房)

Anderson, H., & Goolishan, H. 1992. The Client is the Expert: Not-knowing Approach to Therapy. In Sh. McNamee & K. J. Gergen (Eds.). *Therapy as Social Construction*. London: Sage, 25-39 (マクナミー, S., &ガーゲン, K. J. (編) ／野口裕二・野村直樹(訳). 2001. ナラティヴ・セラピー. 金剛出版)

Bakhtin, M. M. 1981. *The Dialogic Imagination: Four Essays*. (Ed. Holquist, M.) University of Texas Press

Bruner, J. S. 2009. *Actual Minds, Possible Worlds*. Harvard University Press (ブルーナー, J. S. ／田中一彦(訳). 可能世界の心理. みすず書房)

Bruner, J. S. 1990. *Acts of Meaning*. Harvard University Press (ブルーナー, J. S. ／岡本夏木・仲渡一美・吉村啓子(訳). 1999. 意味の復権. ミネルヴァ書房)

大宮司信. 1996. 心の「やまい」と心の「いやし」──精神医学からみた「癒しと救い」一側面. 宗教研究. 308, 97-115

土居健郎. 1977. 方法としての面接. 医学書院

Elms, A. C. 2007. Psychobiography and Case Study Methods. In R. W. Robins, R. C. Fraley & R. F. Krueger (Eds.). *The Handbook of Research Methods in Personality Psychology*. Guilford Press, 97-113

Erikson, E. H. 1977. *Toys and Reasons*. Norton (エリクソン, E. H. ／近藤邦夫(訳). 1981. 玩具と理性. みすず書房)

Frankl, V. E. 1945-1949. *Trotzdem Ja Zum Leben Sagen : Ein Psychologe Erlebt das Konzentrationslager* (フランクル, V. E. ／池田香代子(訳). 2002. 夜と霧. みすず書房)

東豊. 2003. ブリーフセラピーについて. 滋賀県高等学校教育相談研究会研究会誌, 6, 53-79

Holmes, T. H., & Rahe, R. H. 1967. The Social Readjustment Rating Scale. *Journal of Psychosomatic Research*, 11(2), 213-218

Hurwitz, B., Greenhalgh, T., & Skultans, V. 2004. *Narrative Research in Health and Illness*. BMJ Books (ハーウィッツ, B.,&グリーンハル, T.,&スカルタンス, V. ／ 斎藤清二・斎藤清二・宮田靖志(監訳). 2009. ナラティヴ・ベイスト・メディスンの臨床研究. 金剛出版)

Kleinman, A. 1988. *The Illness Narratives*. Basic Books (クラインマン, A. ／ 江口重幸・五木田紳・上野豪志(訳). 1996. 病いの語り. 誠信書房)

松本佳久子. 2007. 少年受刑者のグループカウンセリングにおける音楽療法-「大切な音楽」の自己語りにおける意味生成と変容. 2007年度奈良女子大学大学院人間文化研究科社会生活環境学専攻博士論文

森岡正芳. 2017. 物語としての面接: ミメーシスと自己の変容. 新曜社

森岡正芳. 2005. うつし: 臨床の詩学. みすず書房

長井真理. 1991. 内省の構造. 岩波書店

Nathan, T. 2001. *La folie des autres. Traité d'ethnopsychiatrie clinique*. Dunod(ナタン　T. ／ 松葉祥一・椎名亮輔・植本雅治・向井智子(訳). 2005. 他者の狂気——臨床民族精神医学試論. みすず書房)

野口裕二. 2005. ナラティヴの臨床社会学. 勁草書房

岡本夏木. 2005. 幼児期——子どもは世界をどうつかむか. 岩波新書

Ricoeur, P. 1983-1985. Temps et Récit. TomeI-III Seuil (リクール, P. ／ 久米博(訳). 1987-1990. 時間と物語　I—Ⅲ. 新曜社)

Rogers, C. R. 1951. *Client Centered Therapy*. Mifflin

Singer, D. G. & Singer, J. L. 1990. *The House of Make-believe*. Harvard University Press (シンガー,　D.G.　＆　シンガ

一, J. L. / 高橋たまき・無藤隆・戸田須恵子・新谷和代
(訳). 1997. 遊びがひらく想像力. 新曜社)

　土屋由美. 2007. 生によりそう「対話」——医療・介
護現場のエスノグラフィーから. 新曜社

　津守真. 1997. 保育者の地平. ミネルヴァ書房

　White, M. & Epston, D. 1990. *Narrative Means and Thera-peutic Ends.* Norton. (ホワイト, M., &エプストン, D. / 小森
康永(訳). 1992. 物語としての家族. 金剛出版)

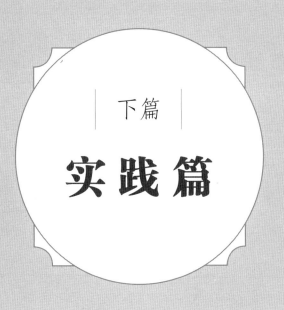

下篇

实践篇

# 第一节

## 叙事医疗的基础及自我状态

·

岸本宽史

## 一、建立在叙事治疗基础上的医疗

实证医学（Evidence Based Medicine，简称 EBM）的众多研究者发起了一个引发了医学研究领域的革命性剧变运动——基于叙事的医疗（Narrative Based Medicine，简称 NBM）。基于叙事的医疗由英国的 Greenhalgh 和 Hurwitz 所提倡（Greenhalgh& Hurwitz, 1998）。后来，从基于叙事的医疗中又逐渐独立出了新的流派——"叙事医疗（Narrative Medicine，简称 NM）"（Charon, 2006）。叙事医疗的创始者，美国人 Charon，从 1980 年开始试图运用文学的观点，统合临床医疗、教育和实践这三方面，在 2006 年出版了《叙事医疗》一书。Charon 本人在 1990 年获得英国文学硕士学位，1999 年拿到博士学位。她在 NM 中大量采用了故事叙述的方式讲述自己的见解。相比起 NBM，NM 将文学和医学相结合，更具有实践性。

在医疗领域中，叙事被大众高度关注。关于 NBM 的实践，我和斋藤共同创作的书中（斋藤，岸本，2003）有详细介绍；关于 NBM 的意义和 EBM 的关系，斋藤也有论述（斋藤，2011，2012，2013）。小森（小森，岸本，2014）总结了称为 NM 的中心方法论的平行对谈法（Parallel Chat）。该书面向的人群是对心理学有着兴趣，"没有系统学习过叙事取向"的学生。并且，该书最初的目标是成为让大家学习"临床叙事取向"的入门书，书中结合案例进行了许多说明。因此关于 NBM 和 NM 的概要，请参考上述的那几本书。

本文主要把重心放在我实际经历过的临床案例，以"如何听取患者的叙述"为中心来进行论述。

## 二、叙述过程（叙述者的视角）

### （一）我想去死

奈良林（化名，60 岁男性），见到我之后，开口便一脸悲痛地对我说："我想去死。"在诊断室里，不仅有奈良林先生和他的太太，还有他从各地赶来的三名儿女。这让我倍感压力。

一年前，奈良林因为食道癌进行了食道手术，在那之后病情虽然得到了暂时的稳定，但他在两个月前被确诊癌细胞转移。即使已经采取了化疗，但是病情仍没有得到控制，三天前他被大学附属医院告知，该医院已经无法继续为其开展抗癌治疗。通过医院的介绍，奈良林从下一周开始转入安宁病房接受治疗。但是，在三天前奈良林就开始无法进食，疼痛感也加剧了。因此，他到我任职的医院挂了急诊科的号。急诊科的内科医生，见患者出现剧烈的疼痛，便委托我在患者转到终末治疗之前，对患者进行心理治疗。初期诊断与治疗由消化内科的医生进行，如果奈良林有住院的需要，内科医生会进行相应安排。我只需要对奈良林进行会话治疗并帮助缓和痛苦。一直负责他的护士也陪同他转入这边的病房。关于奈良林家人的情况我可以向护士听取。听取了内科医生的建议后，我重新整理了思绪，把心理治疗的重点放在了倾听上面。

考虑到患者的身体状况，我决定在诊疗室里，让患者躺在病床上与其交谈。交谈的内容就跟开头相呼应，患者张口就对我说道："我想去死。"一开始，我认为最重要的是先与患者本人建立信赖关系，所以我说："我是由消化内科的医生介绍过来的岸本，我是来给您缓和病情的。现在情况怎么样？"奈良林说："我说话容易噎着不方便。具体情况你问我妻子吧。她很了解情况。"

说着便把话语权交给妻子，妻子开始介绍道："在三天前，我们被告知做抗癌治疗已经没有用了，接下来只能去安宁病房了。丈夫听到这番话后，便开始绝食，疼痛也越来越强烈。昨天一晚上他都在喊'帮我按下脚'。我也完全没睡着。虽说预约了下周到安宁病房住院，但我们都感觉他已经无法坚持到那个时候了，所以今天来了这边。很感激您能给我们看急诊，冒昧突然打扰真的非常抱歉。"在我正打算回答"这个不用担心"的时候，奈良林本人突然打断了对话。

### （二）打断了妻子的话

"不是，医生，我啊，一直觉得，即使感到疼痛，只要忍一忍就可以了。我从前从事药物方面的工作，所以深知麻醉药是非常可怕的，也明白不能过量使用。所以从一开始，尽管医生给我开止痛药，但我都是强忍着不吃止痛药。但是当换成止痛贴药时，医生告诉我不要用这个药（用于瞬间止痛），我一直记着医生的话，所以一直没用。晚上痛起来了，妻子就帮我按一按。总之，我讨厌医院。我想尽量在家里与病魔抗争。虽然医院介绍了终末安宁病房给我，但是，我无法等到下周的预约时间。医生说抗癌治疗都没有效果了，那就是说，我只能等死了……但是，死了也好。要是继续这么痛苦的话，还是死了好……"患者一口气把所有的话说了出来。我沉默着，说不出话来。于是，奈良林含着泪水诉说道："我很害怕死亡，但是我不喜欢医院。在家好啊，我想在家里迎接死亡，想在妻子身旁死去。"

我等待着患者心情平复下来后，问道："我可以提问吗？"患者答道："可以，但是请让我最后再说两句。"奈良林详细地将其复杂的心情倾诉了出来。下面是他说的内容："虽然我说了想在家里迎接死亡，但是另一方面我不想给妻子添麻烦，但是我还是觉得家里好。"患者接着说道："还是第一次有人这么认真倾听我的话。我现在感觉轻松多了。让医生您久等了，我要说的就是这些，您现在可以提问了。"奈良林说完，把发言的接力棒交回我手上了。

### （三）我接到了接力棒

到这时，已经过了大约 15 分钟。最初明明是患者以开口说话会被噎到的理由，让妻子代替回答我的问题。但是患者自己开始说话之后，不仅没有噎到，而且还很有精神。他的孩子们刚开始都不说话，大概都很担心吧。现在看到他很有精神的样子之后，大家都一副松了一口气的表情，耳边时而还传来他们的私语声。我朝他妻子看去时，她对我说"看到医生您的脸之后，我觉得我胸口堵着的东西都放下了。"我注意到她脸上流露出安心的神色。

之后我转向患者本人，同他确认之前医生开的药。所有的药都是标准的处方药，如果是我，估计也会开一样的处方。可是，不知道是因为医生没向患者本人说明清楚，还是因为即使说明了对方也不会理解，总之这些开出来的处方药并没有被患者很好地使用起来。我与患者本人逐一说明并确认了每一种药的服用方法，尤其是详细说明了医用麻醉药的服用方法：如果适当服用的话，是可以缓解疼痛的。听了我的说明后，患者本人及妻子变得安心起来，问现在是否可以服药。我回答道："当然可以了。现在吃一点会安心得多。"护士马上准备了水，患者当着我的面，吃了止痛药。在之后的问话中，看患者的样子，疼痛减轻了不少。服药后大概十分钟，疼痛缓解了更多。患者最后还说："这样的话，我就可以在家休养了。"本来患者就不想住院，现在疼痛也缓解了，患者决定直接回家继续观察。配合消化内科的挂号时间，患者也预约了一周之后我所在的心理门诊。我告诉患者，第二天护士会打电话确认疼痛状况，并且还建议他如果疼痛加剧的话，千万别硬撑着，请到医院急诊部就诊。

后来过了一段时间，患者又来门诊就诊，看样子疼痛也因服药而有所缓解，主诊医生也就仅对药物进行了一些微调整。在那期间，患者很坦然地与我商量，在安宁病房的时光如何度过，因为患者仍然希望在家里度过临终的时光。护士热心地帮忙联系了能够上门出诊的医生和护士。尽管患者不想住院，但为了以防万一，为保证他可以随时住进安宁病房，奈良林便趁着这次外出就诊顺道去看了病房的情况，并且当天就提交了住院的申请。笔者告诉奈良林："如果需要紧急应对时，找消化内科的医生就可以了，晚间也有急诊部医生值班，不用勉强忍着。"在2个月后，患者与他妻子最后一次来看了门诊。后来，患者病情渐渐加重，无法饮食，也已经无法去看门诊。就由可出诊的医生以及护士上门出诊，按照最初患者的期望，帮他在家度过了最后的时光。

# 三、叙述的过程（倾听者视角）

## （一）分水岭

回顾第一次奈良林就诊时，我们的互动，我绞尽脑汁想的都是尽力听他诉说。如果我是才刚当上医生没多久的自己，即便再怎么努力地倾听患者诉说，恐怕也无法使得整个过程像上文中那样发展。新手的我，可能使得患者在下一次的预约到来之前，就由于疼痛加剧而紧急直接住院了；可能还会让患者每天都来看门诊以帮助他调整；还可能造成患者病情突然加剧，进入病危状态。一边思考着现在的我和新手的我之间究竟区别在哪里，一边回顾着这个经过，我发现有几个决定事态是否顺利发展的分水岭。接下来，我想围绕这几个分水岭，讲讲自己在听到奈良林的话时，脑海里浮现的思绪。

## （二）第一次见面的场景

我们第一次见面时，患者开口第一句便是"我想去死"，这让我很紧张。在做临终关怀的研修时，教授教导我的标准回复是："真的是很辛苦才会想死吧。"确实，将着重点从"我想死"转移到"辛苦"上，倾听者所背负的负担就减轻了。倾听者轻松的同时，患者也从"想死"的心情中脱离出来。但是，在这里，果然还是需要治疗师原原本本地去接纳患者"我想死"的心情。可是，治疗师在不知道为什么患者会想死时，又难以共情。为了不让被"我想死"的心情压倒，我准备将对话的重心放到更深的层次里去提问。

于是我在简略地向患者介绍为什么主治医生会将患者介绍到我这里之后，想要稍微多了解一些"我想死"这种心情的背景，便向患者提问"现在情况怎么样？"得到的回应是，患者由于说话会噎到，让妻子代为回答。如果病情严重，患者说话会被噎到也是十分有可能发生的事。但是，我心里感觉到，也许患者在此之前也尝试过想与医生说话，但是对方并没有好好听自己讲，患者也许在心中会担心讲了也是白讲的情况，因此用"说话会噎到"回答治疗师，想借此观察一下这个医生的情况。在那个时候，我并没有把话题的重心转移到他妻子身上，而是把倾听奈良林诉说时的话题的重心原样保留。但为了倾听患者妻子说话，又额外地留了另一个心，开始倾听患者妻子说话。换言之，这是在进行倾听时意识到有复数的"自我状态"（Bromberg，2011/2014）。这里的"自我状态"指的是高度统合后、组织化后的心理状态，其中包含了一个人的认知、信念、情绪、心情、记忆的输入输出、技能、行动、价值、作用、生理调整等元素，它在每一个瞬间都被不断地刷新。

## （三）复数的"自我状态"

在听到奈良林的"我想去死"这句话时，在我内心中，首先生成的"自我状态"（A 我），与倾听患者妻子的我的"自我状态"（B 我）是不同的。如果被奈良林的"我想去死"这种心情压倒的话，"A 我"对我而言就会是一个很难受的状态，一旦脱离了"A 我"的状况就可以变轻松。另外，患者妻子说的"我根本没有睡""突然来访真是不好意思"等这些话语，与患者本人的"我想去死"这个倾诉相比，治疗师更容易进行回应。所以，在倾听患者妻子的话之后，"B 我"占了上风，我渐渐脱离"A 我"的状态，"A 我"一点点成了"非我"的部分，这也等于切断了我与奈良林的关系。往往，觉察到死亡之阴影的人，对于这种"切断"相互之间联系的变化更为敏感。因此，"B 我"在倾听患者妻子说话时，我特意保留了对"A 我"的意识，注意不要与奈良林本人切断相互之间的联系。也就是说，就像"分身术"那样，正因为使用了这样的倾听方式，所以最初让我去问妻子的奈良林，还是选择打断了妻子，开始了自己的讲述。如果我与"B 我"过于一体化，与"A 我"完全隔断的话，大概对话就不会像这样展开了吧。

"A 我"在继续倾听奈良林的讲述时，也是与各种自我状态相呼应进行的。在听到"我想去死"时感受到的压迫感（A0），还有本人讲述"一直以为，所谓痛苦是需要忍受的东西"时，感受到的痛苦（A1），讲到"所以说只能等死是吗"时语气被加强的愤怒（A2），流着泪谈及"我害怕死亡"时所表露出的恐惧心情（A3）。为了与奈良林的各种各样的自我状态相呼应，我的自我状态（A0、A1、A2……）也在时刻变化。与刚成为医生那时候相比，现在的我能够更有意识地、不分割地和这些自我状态（A0、A1、A2……）共处，并将它们作为一个整体，有秩序地放在自己的内心中，以这样的状态进行倾听。在我的内心中，将 A0、A1、A2……这些自我状态作为整合的一体这件事，想必也与奈良林心中各种自我状态整合为一体的过程相呼应。在讲述者与倾听者之间，以这种共鸣的方式，展开了重寻"自我"的过程。当然，这样的过程并不是一个单纯的、直线前进的过程。

## 四、相呼应的自我状态

### （一）从内容到语境

要让两者之间的自我状态产生这种呼应，需要一些前提。首先，听者需要以迎合对方自我状态的频率去倾听。这里的关键在于"理性之前的言语"（Spivak，2004），需要发动"在意识脑之外的脑部，去捕捉那些意识无法觉察的刺激"。换言之，由于这种"理性之前的语言"的存在，才实现了"言语确立意义这种原理性作用"。既是精神分析师又熟悉神经科学的Schore（2011/2014），指出了治疗师"从内容优先到过程/语境优先，进行思考范式的升级"的重要性。也可以说，所谓"治疗同盟的关系性"并不建立于"治疗师用自己的左脑对患者的内容进行解释，提供给患者的右脑"这样的方式，而是"两个右脑之间的对话，从情绪面上进行沟通和调整的过程"带来了关系性的变化。

### （二）非言语同步的基础

从这些观点来看，我有一段可以称为自己临床出发点的体验，可以说那是我开展后续临床工作的基石，帮助我后来更好地去迎合患者的频率。在我最初成为医生时，曾接待过一位无法讲话的患者。该患者由于需要进一步进行帕金森病的精密检查以及相关治疗而住院。他在吃饭时由于误吞食而导致食物堵在喉部，致使心肺活动停止。尽管通过急救他的性命被挽回了，但是非常遗憾的是，他并没有立即恢复意识，而是通过呼吸机维持着生命。我担任该患者的治疗是在那个事件发生的几天之后，患者刚从全身糟糕的状态中稍微稳定下来。当时作为医学生的我，已经对临床心理学抱有极大的兴趣，也非常受这种方法论的影响，一直想象着在成为医生以后，要尽可能地倾听患者的一言一语。但是，没想到的是，我最初负责的患者竟然是一个无法讲话的人，也正因为如此，更促使我进一步地思考。当时我能够做的工作，只有测量血压、排尿量，待患者血液检查之后调整输液时各种药物的用量，用其他管子将呼吸机的输气管中的痰取出，等等。

当我在思考还能做些什么的时候，我决定在傍晚专门用 5 分钟到 10 分钟待在患者身边。因为那个时间里，也不可能涉及任何谈话，我就思考能不能从超越言语的地方入手。患者在呼吸机的帮助下，进行着机械的重复换气，我也降低了自己的意识水平，一心想象着患者的情况，甚至借助从患者的妻子和女儿那里听到的事情，待在患者旁边，尝试进入患者的内心世界。我甚至尝试让自己的呼吸配合呼吸机的节奏，跟随着患者的视线望着天花板，以这种方式不断迎合着无法讲话的患者的频率。在有限的时间里，我每天都来到患者身边做这样的工作。在我不断重复相同的行为之后，我甚至在夜里做了关于这位患者的梦，其中详细的经历我另外记录在其他相关文章（岸本，2014）中，在此处一笔带过。

从那之后，即使是参加到心脏内科的研修会时，我也会在每天的傍晚花两三分钟时间，在集体治疗室中，待在使用呼吸机接受治疗的（插着气管、由于镇静剂睡着的）患者身边；在神经内科的研修会里，一位患者由于 ALS（肌萎缩侧索硬化症）通过呼吸机维持着生命，他通过眨眼艰难地告诉我，他夜晚时常失眠。由于想进一步了解那时的感觉，在征求到患者的同意的情况下，我曾经一整夜待在这位患者身边。我想大概是因为这样的体验不断积累，才形成了我目前在临床界的立足点。我总是尝试着在言语之外，或者说在言语之前的水平上，与患者建立连接。

## 五、从叙事视角出发的意义

一方面，基于叙事的医疗不仅把疾患看作一种叙事，将患者看作叙事的讲述者，另一方面，它也把医学诊断和治疗看作医疗人员的叙事，两者之间的叙事产生接合进而创造出新的叙事，这样的过程被看作真正的治疗（齋藤，岸本，2003）。要是将其要点总结为一句话，大概可以说成"首先听听看，以后再考虑"。话虽如此，在每天的临床工作中，常常能够体会到的是"首先听听看"。仅仅做到这件事已是不易。

基于叙事的医疗以及叙事医疗，由于强调"叙事""故事"，也因此会非常注意它的内容以及情节。但是，治疗师在将目光投向患者讲述的内容之前，如果无法迎合讲述者的频率，要是没有 Schore 所谓"两个右脑之间的对话"，倾听这件事也无法产生治疗性作用。这种姿态，就好像母亲迎合还不会讲话的婴儿的频率，随着婴儿的表情、声调、手脚的运动等，两者在瞬息间（千分之一秒之间）发生着动力性的变化。同时，这个过程中也会有切换自我状态的瞬间的情况。从之前的自我状态当中，特别是对自己而言是不快的情况下，人们常常选择突然从中剥离，把那种状态变成"非我"的自我状态。这样一来，即使看上去似乎在听着对方的讲述，但是却将自己无法收容的糟糕的部分剥离了出去。为了能够更原原本本地倾听对方的讲述，治疗师在倾听时需要随时自发地注意自身的自我状态的变化，尽可能地将它作为具有整体性的东西收容在心中。

将本节的内容进行总结，可以得出这样的结论，讲述者内在的转化，也与倾听者内部发生的这样的过程相呼应。

我在作为医学生学习时，曾经请求到心理临床的现场进行参观学习。我发现，无论是对话语的倾听方式、进行记录的方式、训练方法等等，心理临床都和医学训练非常不同，因此受到了很大的冲击。一直以来，医学的观点与临床心理学的观点都处于尖锐地对立之中，我也常常体会到它们在我内心中割据的感受。在这种时候，我与基于叙事的医疗相遇，从而能够将两者同等对待，才得以将它们很好地收容在心中。其中的关键就在于思考方式，将"疾病""医学诊断/治疗"

都看作"叙事"。多亏"叙事"这个概念,我才将医学的观点相对化,使其能够与其他的观点更好地共存。

也许还有很多以从事心理临床工作为目标的人,并不认为在实践中需要导入叙事这样的概念。但是,例如在医学或教育领域中,当与其他专业人员相互协作的时候,常常会出现自己认为的理所当然的常识被动摇的体验,在这种时候,将各自所依据的理论以及概念"当作故事去看待",这种叙事的思考方式反而会在这时非常有帮助。通过本节的探讨,希望读者能够从笔者的语言中感受到,笔者心中的医学观点以及临床心理学的观点,曾经不断碰撞甚至迸发出火花,在"叙事"这个概念的帮助下整合而诞生了如今在临床实践中的姿态。

## ＜书籍导读＞

齋藤清二. 2013. 事例研究というパラダイム. 岩崎学術出版社

从 2013 年的（日本）心理临床学会开始，个案研究这个分类作为一般话题就在会上消失了。这本书在这个背景下创作的。该书对以证据为基础的实践的误解进行了解说，并提出了作为新科学范例的个案研究的意义，是心理临床工作者的必读书。

小森康永·岸本寛史(編). 2014. N:ナラティヴとケア(第 5 号)特集:ナラティヴ·オンコロジ——緩和ケアの実践のために. 遠見書房

Rita Charon 提倡的 Parallel chat（平行对谈法）在叙事肿瘤学（Narrative Oncology）中得以实现。本书可以触碰到在患者病历上不会写，或者不能写的医疗工作者的内心和想法。

## ＜参考文献＞

Bromberg, P. 2011. *The Shadow of the Tsunami*. Routledge
(ブロンバーグ, P. ／ 吾妻壮・岸本寛史・山愛美(訳). 2014.
関係するこころ. 誠信書房

Charon, R. 2006. *Narrative Medicine*. Oxford Univerisity
Press (シャロン, R. ／ 齋藤清二・岸本寛史・宮田靖志・山
本和利 (訳). 2011. ナラティヴ·メディスン. 医学書房

Grenhalgh, T., & Hurwitz, B. (Eds.) 1998. *Narrative Based
Medicine*. BMJ Books (グリーンハル, T., &ハーウィッツ, B.
(編) ／ 齋藤清二・山本和利・岸本寛史(監訳). 2001. ナラテ
ィヴ·ベイスト·メディスン. 金剛出版

岸本寛史. 2014. もうひとつのカルテ. N: ナラティヴ
とケア, 5, 69-74

小森康永・岸本寛史(編). 2014. N: ナラティヴとケ
ア, 5

齋藤清二. 2011. ナラエビ医療学講座. 北大路書房

齋藤清二. 2012. 医療におけるナラティヴとエビデン
ス. 遠見書房

齋藤清二. 2013. 事例研究というパラダイム. 岩崎学術
出版社

齋藤清二・岸本寛史. 2003. ナラティヴ·ベイスト·メ
ディスンの実践. 金剛出版

Schore, A. 2011. Foreword. In Bromberg, P. *The Shadow of
the Tsunami*. Routledge (ブロンバーグ, P. ／ 吾妻壮・岸本寛
史・山愛美(訳). 2014. 関係するこころ. 誠信書房)

スピヴァク,G.C. ／ 星野俊也 (編). 本橋哲也・篠原雅武
(訳). 2014. いくつもの声. 人文書院

## 点评：叙事医疗的基础及自我状态

森冈正芳

在医疗一线中的基于叙事的医疗（NBM），在众多运用叙事的学派中格外引人注目。从实际沟通交流层面看的话，患者和医生在病床边的交流甚至可以称得上是临床叙事取向的基石。

岸本老师讲述的"我成为医生后负责的第一位患者"的个案令人印象深刻。岸本老师成为医生后，希望尽最大努力倾听患者的讲述。但是，他负责的第一位患者却是讲不了话的。他躺在"无法说话的患者"身旁，需要倾听这位患者的什么呢？如何听呢？他感到有些为难。岸本老师在这里介绍了自己建立关系的经验，可以说这也是他作为一位医生的最初体验。

"因为那个时间里，也不可能涉及任何谈话，我就思考能不能从超越言语的地方入手。患者在呼吸机的帮助下，进行着机械的重复换气，我也降低了自己的意识水平，一心想象着患者的情况，甚至借助从患者的妻子和女儿那里听到的事情，待在患者旁边，尝试进入患者的内心世界。"后来，岸本老师做了一个关于患者的梦，通过梦境听到了患者的话语。

岸本老师所说的"我总是尝试着在言语之外，或者说在言语之前的水平上，与患者建立连接。"乍一看似乎这个观点与"语言构成现实"这样叙事的基本框架相互矛盾。但是，在临床实践中，人与人之间交流时行为举止（身体语言）也占有重要的位置。用音乐比喻这个过程，"迎合对方的频率"，在现实世界中也是非常形象的。

岸本老师所说的"在意识脑之外的脑部，去捕捉那些意识无法觉察的刺激""两个右脑之间的对话，从情绪面上进行沟通和调整的过程"，看上去好像是一种很难让人理解的交流方式。实际上这种在超越语言的层面，或者在语言发生之前的层面，和患者保持联系的态度，具有很大的治疗意义。临床家正是需要磨炼这种态度。此时需要使用"理性形成之前的语言"。岸本老师介绍的这个案例，很好地证明了这种态度在临床上的治疗意义。岸本老师在 ALS 患者身边度过了一个晚上，随着这种体验的不断累积，最根本的交流能力得到了强化。

另外，岸本老师的描述不局限于患者本人的情况，还包括一些难以用语言描述的周围状况、情形，就连患者家属以及周围的人的状况也描述得很详细。这种描述可以说是一种深入到个人生活世界的叙事的典范，描述不冗长、易懂且生动。

关于临床现场中叙事疗法实践的基础，岸本老师还提出了另一个重要观点：临床对话中，咨询师需要时刻觉察自我状态的变化，并让其在咨询进程中发挥作用。咨询师同一时间里，一边注意着心中存在的许多自我状态，一边倾听着患者的讲述。咨询师的自我状态也在每个瞬间里不断刷新。

这边想要提一下岸本老师所述个案中的患者奈良林先生的例子。由于咳嗽得很厉害，奈良林先生几乎无法说话。但是在岸本老师面前，他还是吐露了自己的心声：

"不是，医生，我啊，一直觉得，即使感到疼痛，只要忍一忍就可以了。"

他一边流着眼泪，一边说道："我很害怕死亡，但是我不喜欢病院。在家好啊，我想在家里迎接死亡，想在妻子身旁死去。"

对于和奈良林先生的交流，岸本老师是这样描述的：

"在听到奈良林的'我想去死'这句话时，在我内心中，首先生成的'自我状态'（A 我），与倾听患者妻子的我的'自我状态'（B 我）是不同的。如果被奈良林的'我想去死'这种心情压倒的话，'A 我'对我而言就会是一个很难受的状态，一旦脱离了'A 我'的状况就可以变轻松。另外，患者妻子说的'我根本没有睡''突然来访真是不好意思'等这些话语，与患者本人的'我想去死'这个倾诉相比，治疗师更容易进行回应。所以，在倾听患者妻子的话之后，'B 我'占了上风，我渐渐脱离'A 我'的状态，

'A 我'一点点成了'非我'的部分,这也等于切断了我与奈良林的关系。往往,觉察到死亡之阴影的人,对于这种'切断'相互之间联系的变化更为敏感。"

倾听就是像这样一边细微地切换着自己的自我状态,一边保持着自己的内在统一性。因为讲述,不仅患者的自我状态发生变化,医生的自我状态也相应变化。故事中会融入叙述者自我,同时故事也打动着听者。从叙事当中,我们可以解读每个发生状态的主观性中的细微变化。人们难免会将自己局限于某种熟悉的自我状态。因此咨询师也需要事先对自己最熟悉的自我状态有所觉察。

该个案中,患者等人的讲述,特别意味深长。如果是在普通咨询的过程中,这些内容可能很难传达给治疗师。可以说,岸本老师从临床的角度最大限度地探求了人们意义生成的内心活动。

# 第二节

# 叙述时间

## ——从精神病院的民族志出发

野村直树

## 一、时和时间

在宇宙万物之中，亘古不变的是什么呢？相信这个问题有各种各样的答案。如果物质是不变的话，那生命也是，空间也是。但是，其中一个答案是无论谁也无法否认的。那就是"时"。如果物质和生命都用几十亿年的单位去看的话，并不一定会永远存在。物质会凋零乃至变形，也从没有连绵的生命是从宇宙一开始就存在的。当然，我们也不知道在宇宙终结的时候，物质是否会继续存在着。

把"时"视为从宇宙的开始到结束都存在的东西，是合乎情理的。其典据可以在《正法眼藏有时》一卷的开头找到，时间即是存在，一切存在亦无非时间。"有"亦皆"时"也（时间拥有形态和面貌，无论是活着的状态，还是物质之存在，都是时间的形态）。（译者注："有"为佛教用语，指一切生命体存在于世间的状态。）我们将这里的"时"进行分割，刻下印记，并称其为"时刻"，将"时"的间隔称为"时间"。

"时"不是"时间"。就连"时间"都仅仅是"时"的形态和面貌罢了。如果把"时间"译为 time，"时"译为 meta-time（元时间，更高水平级别的时间），这样一来两者的区别就清晰了。在《奥州小路》

（译者注：又名《奥之细道》，日本江户时代著名的俳谐师"俳圣"松尾芭蕉所著的纪行文）的开头写道，"日月乃百代之过客，流年亦为旅人"，也就是说，从一个不变的"时"这一不变的立场，来眺望"时间"，"时间"亦是旅客。

明明时间是活着的重要课题，但是人们常常认为，只要将时钟放在手上，就解决了时间问题。对此，我觉察到那是一个极大的误解，那仅仅是人生被时间所使用罢了。

在米切尔·恩德（Ende, M.）的儿童小说《毛毛》（Momo）中，主人公毛毛被"灰先生"诱骗拼命工作来节省时间。但是，毛毛却发现越是拼命工作，反而越没有时间。同样，明明现代社会因为电脑的普及而使得工作效率提高了，可是我们却发现比以前更忙、更加没有时间了。

因为我们是高度产业文明的一员，所以这是没有办法的事，我们之所以会这么想，是为了生存，还是因为它是社会共识，又或是这仅仅是一个借口呢？由于我们手拿着时钟，我们得以正确地观察事物，还能够准确记述历史。又因此，我们得以维持人际关系和社会制度，从而让经济系统能够继续运作。但是在这其中，难道就没有"被彻底遗忘的时间"吗？

## 二、"没有时间的时间"和"纯粹的时间"

### （一）"没有时间的时间"

当作家池泽夏树在鉴赏高千穗的夜神乐（译者注：高千穗是日本宫崎县北部的一个小镇，夜神乐是流传于此的一种民俗艺术）后，他做出了这样的描述："开始了，继续，继续，继续……最后一下子突然结束"，把彻夜都不曾停止的舞蹈描述为"与近代无缘的时间"。那是没有通过起承转结进行结构化，尽管有歌但只是重复着单调短词，毫无任何故事性的舞蹈。也就是说，那样的舞蹈如果被分割开来，完全无法品味。

作家这样讲述道："在茫然看着那个舞蹈的时候，我意识的深处感知到，在这一段和平时完全不同的时间中，身体被侵袭着。然后，由于日常生活的习惯，我常常会无意识地看手腕上的手表，非常吃惊地发现时针如同跳跃一般转动到不知不觉的时刻"，那被称为"没有时间的时间"。作家在感受着这种"不可思议到头晕目眩的时间感"的同时，他也意识到"以前的人们，都是在这样的时间里生活着"。但是，今天的我们早已失去了这种"没有时间的时间"（2013 年 12 月 3 日，朝日新闻晚报）。

无论是奥三河的花祭中的"Te-hoetehoe"，还是京都壬生狂言里的"Kandenden"（译者注："Te-hoetehoe"指的是花之祭典中周而复始的呼声，"Kandenden"指的是壬生狂言中伴随着钟声的鼓点配乐），在这些单调的节奏中，我们都可以确切地感受到那些"没有时间的时间"。

## （二）"纯粹的时间"

1990 年代末，拥有稀世之才却最终英年早逝的精神科医生樽味伸，成为了九州一家精神病院（日本现改称精神科医院）的医生。2001 年，在神户召开的第五次精神分裂症临床研究会上，他介绍了自己的原创概念"纯粹的时间"（樽味，2006）。他作为精神病院的住院医生，偶然有机会体验了那些不同的时间流逝。樽味医生某天值夜班时，在熄灯后凌晨 1 点左右，一名长期住院的 58 岁的女性，苦诉了自己的失眠。因为从护士长那里接到了打到医务室的电话，所以他赶去了病房。

樽味医生在这里已经工作了一个多月，他知道那位女性患者的情况。到了病房一看，那位女患者在护士站窗口，挂着拐杖隔窗边笑边与他打着招呼。樽味医生走进护士站，和这个患者交谈起来。她并不是因为失眠而感到困扰，她住院已经近 30 年了，甚至都不知道自己的家人去了哪里。然后，话题转到了患者年轻时的记忆。她当时在酒店当服务员，很受异性喜欢；之后又说到在听到幻听之后，想过一死了之；徒步两三个小时去了港口；肚子饿买了三明治，正准备吃的时候，一只小狗凑到了身边，于是就把三明治喂了狗；在海边坐着，然后警察来了，自己就被安排住院了。

患者就这样带着一种怀念过往的情绪讲述着故事。樽味医生边听边从中感受到了某些感伤和寂寞，甚至还有些类似平静的情绪。樽味医生说这是从"治疗者—患者"的关系以及作为医生的职责等束缚中解放出来之后，感觉两人只是在所谓的夜谈。"我只是听着她讲述，并没有做出什么努力，总之是什么也没做，只是自然地专心听她说而已。"

樽味医生讲述道，与精神病院的住院患者接触，在那充满了病态行为的每一天里，总是有那么一瞬间可以确实感受到非常自然的交流。在对话的焦点完全契合时，患者就会一下子回到"纯粹"的瞬间。在那之后他与患者之间的关系变得很顺畅，甚至有一点儿与患者变得更加亲密的感觉。那种感觉简直就像是"一刹那，云缝被切开，对面的风景迎面流淌而来。又或者说像是那一瞬低频电波被调到了正合适的声音在播放。"（p.36）

樽味医生主张，与"纯粹的时间"相对的并不是"病态的时间"，而应该是"内容的时间"。我们很难从医学角度去判断是否可以将"纯粹的时间=健康的"。"在纯粹的时间里病状就消失了"的这一说法中，赞成和反对的意见都有吧！不管怎么说，这里所说的"内容的时间"指的是将各种事物都思虑其中，并先行把它们分类处理，再以内容的角度去看待时间，简单来说，也可以把它称为"时钟的时间"。在说到"纯粹的时间"或"内容的时间"时，不是用医学维度"病态或者非病态"去判断，而应该是以"这是什么样的时间"这种时间论的维度去衡量。

　　在"纯粹的时间"里，"治疗者—患者"这样的社会关系变得淡薄，而在"叙述者—倾听者"这种平等关系里，流淌着人性的柔软，时间也很自然地流逝而去。(p.37)。也因此"纯粹的时间"的意义不仅仅停留在所谓的时间上，还和那个"场"的气氛、氛围融为一体。就像池泽指出的"没有时间的时间"是指人和神乐之舞融为了一体。无论是"纯粹的时间"还是"没有时间的时间"，都是具有空间性的。

　　那么，"没有时间的时间"或"纯粹的时间"，它们只是停留在比喻阶段吗？或者只是一种"说明措辞"吗？它们和"时钟的时间"又有什么不同呢？

## 三、精神病院里听到的生命故事

### （一）田野考察（field work）

　　我在1983年夏天的2个月和1984年8月31日到1985年的8月31日的整整一年，总共两次在精神病院做田野考察工作。虽然这两家病院相距比较远，但都是某领域专攻的精神病院。我的田野考察的目的是研究精神病院内的相互作用（inter-action），并不是想从正面去考察关于时间的问题。

　　只是我经常使用的一种研究手法是以秒为单位来分析，分析发生在那里的短暂互动。对于一系列的非言语沟通，用连续的每隔1秒拍2.5张拍照及录影的方式，分析14秒的关于治疗师和患者家属的入座画面，看他们是如何选取座位。从我们的分析结果表明，这14秒的入座"策略"完全可以用来预言并概括接下来的60分钟面谈。也就是说，这十几秒的微观的交流其实可以说是在讲述着类似的，但是花费更长时间里所作出的交流模式，或者是其中的人际关系。它是其中的碎片。因此我把它命名为"缩影式的时间（Epitomized Moment）"（牧原，志村，志村，松本，1985）。

回想起来，这到底还是以"内容的时间""时钟的时间"为基础进行的考察。对于当时的我而言，"内容的时间"就是全部，除此以外的时间都是工具而已，并不会去将"叙述时间的言语"结合去看。但是，当我读完樽味伸的"纯粹的时间"，再去回顾自己的旧笔记本，发现可以有别的解读方式。在为期一年的调查中的后半年，我有了一次为期 21 天的体验住院，经历了保护室、封闭病房、开放病房。以这个体验住院为契机，我的田野调查笔记上出现了质的变化。也就是说，本来以"材料的时间"为基础的记述中，有个别地方出现了根据"纯粹的时间"而得到的记述。

比如，在封闭病房的走廊里行走的时候，我"住院"后才觉察到患者们平时在医院走廊上行走的速度是我的三分之一。在那个时候我才知道，无数次行走过的走廊，在那里原来我一直下意识地用"高速（high speed）"的方式看着来往的患者！"啊，今天又要开始一天了。也没有什么特别的事，就抽烟去吧……"一位患者懒洋洋地开始了自己的早上生活。这种生活的节奏蕴含着某种"时间"。就像描写集中营生活的弗兰克（Frankl, V. E.）的作品《夜与雾》中，出现了"一天比一周还长"的表达一样（フランクル，2002）。每个人都会有各自不同的时间流逝速度。

我因体验住院而第一次察觉到了"患者时钟"（岸本，2013）的存在。当把自己的"时钟的时针"对准到"患者时钟"的时候，自然就能够听到他们内在的故事（野村，1998）。这些都是在"住院"以后，才真正能够收集到的关于患者的生命故事。这些人与人之间的同步、信赖关系、共时性，为我带来了"纯粹的时间"。

### （二）生命故事

我听过这样一位患者的故事，他叫泽田（假名），当时他已经过了 35 岁。泽田的父母是在某个城市经营书店，他是三个兄弟中最小的。在高中进入游泳社团的泽田，交了一个住在附近并且在同一所高中读书的女朋友，叫惠子（假名）。惠子的容貌在班里是数一数二的，是大家暗恋的对象。而她喜欢的是身材细长，不怎么喜欢说话的泽田。

泽田去她家喝茶、听唱片，星期天一起去看电影，"现在回想起来，那个时候的每天都像是做梦般的日子"。两个人一起考入了同一所大学之后却渐行渐远了。大学二年级的时候，惠子告诉泽田："请忘记我吧。"

那以后泽田变得不愿意上大学了，开始做送快递的兼职，并在大学三年级的时候退学了。之后，泽田从事了几年销售和营销的工作，在那期间，泽田去过几十次惠子的家，但每次都在家门口就停住了脚步没有进去。直到有一天，他突然发现惠子已经搬家离开了。

半年后，泽田终于找到了惠子家人的新地址，并以大学俱乐部同好的名义访问了惠子家人。泽田从惠子的父亲那儿得知惠子已经结婚了的消息，还要到了惠子的家庭地址。那是一栋别墅，周围有着广阔田野。泽田犹豫了很久要不要前去问候，结果还是在远处看了看就离开了。那时他看到惠子穿着孕妇服。一个月后，他再次来到惠子家门前，发现家里的门牌已经被撤走了，也感觉不到人的气息，原来惠子已经搬家了。泽田转身再次来到惠子父母那里，发现惠子父母那里的门牌也被卸去，也没注明搬去了哪里。那个时候，泽田猛然觉察自己是被有意避开的，他瞬间感觉被茫然和悲伤所吞噬。

泽田处理掉了所有和惠子有关的东西，变得无法继续在公司工作，甚至有想殴打上司的念头。有的时候他又会一直流泪，根本无法工作。在持续失眠了一周之后，泽田产生了妄想，觉得报纸和电视里好像在说着自己的事情。之后，他被救护车送进了医院。此后，泽田重复着住院和出院的生活。出院之后，泽田也尝试着工作了好几次，但又因病情反复而住院。不久，在转院了2次后，泽田住进了当时我在做研究的精神病院（考虑到隐私，有意修改了部分内容）。

我花了两个小时去倾听泽田从小到住院的半生故事，并在我的笔记上留下了 12 张记录。我被泽田的故事所深深吸引，那两个小时完全就是"纯粹的时间"，就是完全倾听的"没有时间的时间"。因为泽田是一个很安静不多话的人，所以故事都是以回答我的提问的形式来叙述。泽田木讷的语调、真切的故事内容，让我感受到了他的感情的真实密度。如果借用樽味医生的词汇的话，那就是"虽然是有限的时间，我们却站在了同样的坐标之中"。

# 四、几个时间系列

## （一）活着的时间

"没有时间的时间"和"纯粹的时间"一样，不是作为外部量表来规定我们，而是在那个场合诞生的"活着的时间"，可以说是"生命的时间"，但这与人寿保险公司所说的"生命的时间"是不同的概念。

于是，让我们回到刚才的问题。我们可以仅仅把"纯粹的时间"和"没有时间的时间"作为修辞吗？无论是在讲述和倾听中看到的"纯粹的时间"，还是在"没有时间的时间"中看到神圣的舞蹈，不管哪一个都是"活着的时间"。这个"活着的时间"，就不能和"时钟的时间"相提并论吗？我们是不是可以从"活着的时间"来重新审视时间的不可思议：什么是我们的"活着"呢？对于"现代时间"这一20 世纪诞生的"支配性故事"（master narrative），难道我们就没有任何改写的办法吗？

## （二）新的时间轴

有一种被称为"E 系列时间"的时间（野村，2010，2012；藤原，2013）。我们可以尝试，从时间不只是"时钟的时间"出发，以时间具有各种不同的种类为前提来思考这个问题。

"过去—现在—未来"与"时间"是不可分割的，但在时钟的表盘上，无论我们怎么找，都看不到"过去—现在—未来"。因为时钟的时间和时态（过去—现在—未来）是两种不同的时间。JR 公司（译者注：Japan Railway Company，日本旅客铁道株式会社）在宣传奈良旅行的时候，有一句广告词"从东京出发仅仅用 3 个小时就可以穿越 1300 年"，实际上这个说法中的"3 小时"和"1300 年"存在混淆时间的策略。

不仅如此，每个人的身体里都拥有自己的体内时钟，也就是生物钟。这样的时间算是几小时呢？有以一天为基准的生物钟，也有像女性的身体那样以一个月为一周期的时钟，而这些都被用来衡量时间。

在地震中失去了家人的人说："从那一天以来，时间就停止了。"怎么理解这个叙述呢？这个"时间停止了"仅仅是一种悲伤的文学，或是诗意的表达吗？还是说，明明时间是在流动的，但就是有好像停止般的"错觉"呢？但是，如果我们回答"这是诗意的表达"或"这是错觉"，无论哪一个都是对表达者的不信任。因为这样的回答，只不过是在说"你是这样想的"而已，并没有把"时间静止"作为现实来接受。

## （三）麦克塔格特的系列时间

给这个命题带来了希望之光的是 20 世纪的英国哲学家麦克塔格特（McTaggart, J. E.）的时间论（McTaggart, 1927）。至今为止在日本也有很多论述都是从这个麦克塔格特的时间论出发的（滝浦，1976；大泽，1992；入不二，2002；桥本，2006；郡司，2008）。麦克塔格特将时间分成三大系列：A 系列、B 系列、C 系列。

A 系列是被个人内在化的时间，以自己为起点的"过去—现在—未来"，也就是有时态的时间，是个人有意识的主观时间，时间的流逝可以很快也可以很慢。与其说这是错觉，不如说是个体的认识。因此，这个时间经常和时钟的时间不一致。这个时间也是回顾过去的人生，描绘未来的心理时间。

B 系列的时间是客观而无机的时钟时间。有方向性，在均等间隔分段上刻上时刻，一刻不停地有节奏地"嘀嗒嘀嗒"。无论是人在睡觉，或埋头做什么，时钟时间都毫不相关地独自进行着。日历和交通时刻表都以这个 B 系列时间为前提制作。B 系列被外在化，拥有物理特征，没有过去—现在—未来的时态。但是有"什么是在什么前面"，或者"什么在什么之后"的前后关系。与 A 系列不同，在 B 系列中的时间间隔是一定的、均等的。B 系列的时间可以说是被线性地分了段落，是"死掉的时间"。如果把 A 系列和 B 系列的时间结合在一起的话，恐怕就是樽味医生所说的"内容的时间"吧！

但是，有人认为时钟的时间是真实的时间，除此之外的时间都只不过是比喻。这个说法与牛顿的"绝对时间"的想法接近，无论在宇宙的任何地方，时间都是以同样的速度流逝着。但是爱因斯坦的相对论淡然推翻了这个说法。时间受移动速度和重力的影响，某个地方的时间有可能比其他地方的时间晚或早。"只有 B 系列是真正的时间"，这样的说法已被时代所抛弃。

与之前的 A、B 两个系列所不同的时间系列是指麦克塔格特的 C 系列。时钟的表盘、日历、时刻表所表示的划分，本身就只是绘画那样的东西。我们可以把时针看作是单纯的旋转运动，而日历是等间隔分割的格子，时刻表也只是数字的罗列。这样的罗列，也就是 C 系列的时间，并不表示时间的变化，而是"时间以前的时间"，或者是"作为设计的时间"。

节拍器如果不被用来标注时间的话，那也只是单纯的"嘀嗒嘀嗒"的声音而已。有时也会起到作为客观的时间（B 系列）的作用，如果换个看法，那也可以看作是杂音（C 系列）。（在 C 系列中，随着间隔常常出现某些要素增加或变大的情况。比如说日历上的数字会从 1 ~ 31 发生变化，而节拍器会有声音变大的变化。如果拥有要素增加或变大的情况，我们把它称为 D 系列。准确而言，应该称之为 C/D 系列，但大多情况下我们合称为 C 系列。）

难道"时间以前的时间""作为设计（图样）的时间"的 C 系列时间，真的算得上"时间"吗？现在我们暂且把这个疑问搁置起来，我们想说明的是这个时间系列也是具有意义的。

# 五、E 系列的时间

## （一）什么是 E 系列的时间

那么，"纯粹的时间"应该放到哪个系列里呢？"没有时间的时间"和体内时钟等"活着的时间"，又属于麦克塔格特的时间论的哪里呢？答案是不属于任何系列。"内容的时间"也许属于 A 系列或者 B 系列，但是"纯粹的时间"放不进麦克塔格特的时间系列的任何一个地方。于是 E 系列的时间应运而生。

先让我们举个例子吧。

古典音乐的演奏会 18 点 30 分开场，19 点开演。听众在换乘地铁之后，在预定时间内到达了会场，看着手表，感觉松了一口气。也就是说，至今为止手表（B 系列）是主角。听众在自己的座位上坐下并平静下来之后，心情变成了对演奏的期待。从手表中解放出来，到演奏开始，从这里开始是自己的时间（A 系列）。没有人再看手表了。无论是听着演奏的自己，还是在演奏的管弦乐队成员，大家都有各自的时间（A 系列）在流逝。对第一小提琴手来说，就像她/他有着自己特别演奏的部分一样，小提琴手有着她/他的时间（A 系列）。

另一方面，维持着这些"时间"的是乐谱。在那里，伴随着旋律，各个小节被分段，时间都写在其中，这些是静止图像（C 系列）。如果没有这个时间系列，就没有你的时间（A 系列）。因为有乐谱这个 C 系列的时间，演奏才得以持续，而随着演奏的进行，你的时间（A 系列）也被开启。时钟的表盘、乐谱，事实上就连漫画，也都属于 C 系列。

但是，是否可以说音乐会的时间就仅此而已呢？从音乐会回家的路上，会不会听到"那真是精彩的时刻"那样的感叹和自言自语呢？英语中也用"We had a great time!"来表达这样的"时"和"时间"。这仅仅是一种说法而已吗？

"真是精彩的时刻"，指的不是音乐会的准时（B 系列）开演，也不是因为可以沉浸在自己固有的时间（A 系列）里，更不是因为乐谱（C 系列）很出色。这个"精彩的时刻"的真面目是什么呢？那是乐队令人叹为观止的表演和超越了个体（A 系列时间）的听众合为一体（synchronize，共时）而获得感动的瞬间。在整个音乐会被同样氛围所包裹着的时候，我们才称之为"精彩的时刻"，不是吗？演奏者之间、演奏者和听众之间，还有听众和听众之间，这是通过大家的同步、共时而带来的感动。

正是这个"瞬间"，是樽味医生被患者的话所吸引而倾听的"纯粹的时间"，是池泽在夜神乐上遇到的在意识的深处感受到的"没有时间的时间"，也是我们每天"活着的瞬间"所带来的感动的体验，不是吗？我如此思考，所以想把它称为"E 系列的时间"。音乐会上最重要的时间不是只有自己的时间，也不是时钟的时间，也不是不动的乐谱，而是那个"活着真是太美好了，转眼即逝的那个瞬间"。在体验"纯粹的时间"的时候，自己却常常无法察觉到那就是"纯粹的时间"。

## （二）E 系列时间的特征

E 系列的时间是在对话、相互作用（interactive）中创造出来的时间，甚至可以说是证明生命的节奏（段落）。因此，它的覆盖面非常广泛。人与人之间，以音乐、舞蹈、祭祀中的相互行为和应答开始，也包括身体内进行的相互作用，其中有心脏的鼓动、呼吸、脉搏，等等。

95
~

这些都是以来自环境的反馈（用专业术语来说的话，就是消极反馈）为基础而展开的相互作用。比如说在海拔高的地方的话，脉搏就会变慢。而生物钟则在视交叉上核这一脑部的某一处小小的地方，对太阳光起了反应，并将其反应扩散到全身的体内时钟（明石，2013）。

"E 系列的时间"有着与环境之间相互作用（用专业术语来说的话，就是同伴、同步）的特征。因为与环境同步，所以也包括了空间。在"相互作用（interactive）"或"对话"这一点上，E 系列都有共同性。

由于 E 系列的概念很广，在这里我只想停留在"纯粹的时间"="没有时间的时间"="E 系列时间"的概念范围内。樽味伸的"纯粹的时间"，指的是侧耳倾听对方的讲述，在这样特别的对话交流（叙事）中出现的特别的时间流逝。这个观点是划时代的。另外，在神乐之舞中感受到的"没有时间"的时间和空间里，也有着与时钟明显不同的时间流逝，能够有这样的察觉的感性的作家真是太棒了。

而且，"纯粹的时间"和"没有时间的时间"在表达方面彼此都很相似。如果在"没有时间的时间"中加入"内容"，变成"没有内容的时间的时间"的话，那就变成了"纯粹的时间"了。也就是说，通过神乐之舞和对话这两个不同的领域，这两个人看到的其实是同样的本质。

所谓 E 系列的时间，就是相互作用上生成的时间理论。它具有与他人和环境的同步、共时的特征。就像在共时中没有"过去—现在—未来"一样，E 系列的时间中也没有时态，而且时间的间隔也不像时钟那样规则，这是因为相互作用的部分会自己镌刻节奏。在 E 系列的时间里不存在顺序、方向和目的那样的东西。但是，根据 E 系列的时间理论，我们可以把"纯粹的时间"和"没有时间的时间"一起解释清楚，再加上应用麦克塔格特的系列时间，我们可以更加广泛地来看这个时间世界了（表3）。

表3　A～E系列时间和元时间

| 时间=元时间(有时) | | | |
|---|---|---|---|
| A 系列的时间 | B 系列的时间 | C/D 系列的时间 | E 系列的时间 |
| 主观概念的时间<br>内在化的时间<br>Time-internalized<br><br>(例子:记忆、自传) | 客观的时间<br>外在化的时间<br>Time-externalized<br><br>(例子:时钟) | 静止的时间<br>作为设计(图样)的<br>时间<br>Time-designed<br><br>(例子:日历、乐谱、<br>漫画) | 相互作用创造的时间<br>同步的时间<br>纯粹的时间(樽味)<br>没有时间的时间(池泽)<br>Time-entrained<br><br>(例子:叙述倾听、舞动) |

## （三）E 系列时间的意义

所有的时间都具有某种"划分方法"。A 系列根据留在经验和记忆中的活动进行划分，B 系列按照 1 分钟为 60 秒、1 小时为 60 分钟这样的间隔划分。C/D 系列则根据某种格子来划分，然后 E 系列按照"我+你"这个"单位"来划分对话和舞蹈中的相互作用。与 A 系列的分隔单位"个"相比，E 系列则把相互作用的系统作为一个单元。所谓时间一词，也就是"时的间隔"，正是由于这些才刻画出时间的节律。也可以说，在记述之中产生了时间。从叙事的认识论来看，时间就是一种语言（记述形式）。

也可以把这说成是社会建构主义。所谓社会建构主义，不是"现实是由言语构成的"这样静态的观点。现在在这里提出的问题和言语的对话，将在下一个瞬间触发什么样的现实，这是以活动为基础的理论。它探讨的是关于从"此时此地"出发面向未来，要如何通过协作产生新的物语（意义和创意）中的"框架"和"姿态"。

所谓"物语"，就是指被叙述、被记载下来的东西所产生的意义和经验。如果以时间来记述的话，时间从客观事实这个"不动的前提"出发，记述的是如何出现、如何创造、如何被改写成"动态物语"并改变其定义的故事。它是以什么样的节律被划分成"段落"，或者"记述"又会产生什么样的时间呢？被赋予的时间可以在无限的变化中变成"有形状（in-form）"的东西。古巴人通过音乐和舞蹈来创造新的节奏，那正是"创造时间"。在被记述、被覆盖的生命世界里，不仅仅是人生，即使是一个小时，也会是一个可以被重新记述的对象。

# 六、时间和元时间（meta-time）

E 系列的时间，也就是"活着的时间"包括空间和环境。如果说在空间和环境后面有时间的话，那就意味着那里有着文脉（上下文）。假设有元时间（meta-time）的话，那在时间中发生的一切事物都是"时间"的风景。

对我们人类来说时间的概念具有很大意义，甚至会影响到对人类本身的看法。通过思考时间的多样性（系列时间）和多层性（元时间），可以让我们打开新的视野。比如说，如果把一个一个系列的时间比喻成"声音"的话，那么从 A 系列到 E 系列的变奏曲中，我们可以看到时间如同复调音乐一般呈现。如果从阶层性来探讨时间和系列时间的关系的话，那么可以得出时间比系列时间的抽象度更高的结论。这一结论的得出开辟了一条以逻辑类型为基础来探讨时间论的路，因此以逻辑类型（ベイトソン，G.，2000）为基础的时间论也可以展开讨论。

此外，元时间和系列时间的关系，以及系列时间之间的关系，是从以什么作为背景（context，也可以说是上下文）来判断的，这也可以成为讨论的对象之一。A 系列和 B 系列，是彼此对称的关系（symmetrical）或是互补的关系（complementary）；B 系列可以成为 A 系列的背景；C 系列也可以成为是 B 系列的背景；E 系列可能是 C 系列的背景，同时 A 系列是 E 系列的背景。也就是说，它们之间可能出现多种多样的相互缠绕的组合关系。根据情况，这些都是可以自由组合的。

表 3 的 A、B 两个系列，就好像表达了时间的"性质"和"本质"。与此相比，C、E 系列由于是没有方向性的时间，所以就好像是在表达单纯的"关系性"。如果把 A 系列外在化，就会成为 B 系列，而从内部观测 B 系列的话，时间就变成了 A 系列；把 E 系列外在化就会成为 C 系列，C 系列如果从内部观测的话就会变成 E 系列。也就是说，语言维持了各时间之间关系的叙述。

如果 A 系列和 E 系列可以称作"活着的时间"的话，那么 B 系列和 C 系列可以说是"死掉的时间"。太注重 B 系列的话就会被时间所追赶，变成"时间的奴隶"，而太重视 A 系列的话，就会变得如同"自闭"一样。

医学人类学者阿瑟·克莱恩曼（Kleinman, A.）于 2014 年 3 月在京都大学发表以《人类的感性能延续到 21 世纪吗？》为标题的演讲。演讲中提到"人性"，他认为"人性的东西"在这个世界中正在迅速消失，并据此讲到了世界存在的危机。那么把这个世界的人类感性夺走的罪魁祸首是什么呢？为了夺回正在失去的"感性"（sensibility）和"主体性"（subjectivity），人们要怎么做才好呢？笔者以为，克莱恩曼所说的人类的感性，不正存在于作家池泽夏树所说的"以前的人们，都是在这样的时间里生活着"这样一种"没有时间的时间"里，又或者是存在于樽味伸见证了的"纯粹的时间"里吗？

## <书籍导读>

ベイトソン, G. /佐藤良明(訳). 2000. 精神の生態学, 改訂第2版. 新思索社

这部大著精选了自 1973 年起格雷戈里·贝特森（Bateson, G）40 年间的研究论文。这是 20 世纪中最重要的书籍之一，其价值甚至可以说超越了笛卡尔的著作。书中提出了新的科学认识论。关于叙事疗法，贝特森从精神的生态学这个观点给予了支持性的解释。

樽味伸. 2006. 臨床の記述と「義」. 星和书店

这本书是才华横溢的精神科医生樽味伸的遗作，由其同僚和前辈收集其论文编写而成。樽味伸 33 岁就离开了人世，在短短不到 10 年的研究岁月里，他对精神科临床上的记述问题进行了思考和讨论，特别是"纯粹的时间"一文，使我们看到了作者的独创性和记述的精彩绝伦。

野村直樹. 2010. ナラティヴ・時間・コミュニケーション. 遠見書房

笔者的这本拙著由两部分构成，第 1 部分是有关沟通交流的基本讲义，特别说明了哪里是交流中需要重视的地方。第 2 部分是应用篇，从交流和叙述的观点来看什么是"活着的时间"，什么是新的时间系列——E 系列。

## ＜参考文献＞

明石真. 2013. 生物の時間学―体内時間と現代生活習慣環境. こころと文化, 12(1), 22-30

ベイトソン, G. / 佐藤良明 (訳). 2000. 精神の生態学, 改訂第2版. 新思索社

フランクル, V. E. / 池田香代子 (訳). 2002. 夜と霧. みすず書房

藤原みどり. 2013. たよりない時間―アール・ブリュットの制作現場から. こころと文化, 12(1), 54-63

郡司ペギオ幸夫. 2008. 時間の正体. 講談社選書メチェ

橋元淳一郎. 2006. 時間はどこで生まれるか. 集英社新書

入不二基義. 2002. 時間は実在するか. 講談社現代新書

岸本寛史. 2013. 緩和医療における時間―患者時計. こころと文化, 12(1), 31-37

牧原浩・志村宗生・志村由美子・松本由美子. 1985. 精神分裂病の家族療法の経験から. 臨床精神医学, 14(1). 9-16

McTaggart, J. E. 1927. *The nature of Existence. Vol. 2.* Cambridge University Press

野村直樹. 1998. 語りから何が読み取れるか―精神病院のフィールドノートから. 文化とこころ, 2(3), 5-22

野村直樹. 2010. ナラティヴ・時間・コミュニケーション. 遠見書房

野村直樹. 2012 ナラティヴから見た時空. N: ナラティヴとケア, 3, 51-60

大澤真幸. 1992. 行為の代数学. 青土社

滝浦静雄. 1976. 時間―その哲学的考察. 岩波新書

樽味伸. 2006. 臨床の記述と義―樽味伸論文集. 星和書店

# 点评：叙述时间

森冈正芳

在野村老师的文章里，时间飞快地流逝，在有的地方会偶尔停下脚步，思考、再前进，然后再次伫立。在那个时候，野村直树先生的眼睛里到底映射着什么呢？就好像我们也从田野调查走出，从野村老师的气息中，人们可以真实地感受到时不时造访的"纯粹的时间"。创造一个"活着"的时间是临床叙事疗法的根本课题。不仅仅是时钟的时间，人还在其他更多层次的时间里活着。关于这一点，从野村老师举出的欣赏古典音乐会的例子中，我们可以很容易理解到那"精彩的时刻"中的多层时间的混入。

在这里，我再次思考了物语和时间到底是什么？叙事是意义的行为，它的特征在于个人和家人的经历如何在时间的流动中，将不同时间里的不同经历结合在一起，并在那中间包含了事情和意图以及它们的意义。通过这个过程，我们得以把与主诉相关的问题当做是暂时的问题，同时也获得了未来的前进方向。

据说要叙事就要描绘时间，那么描绘的时间又是怎样的时间呢？人的体验依据着至今为止生活着的时间，而这个时间是有顺序的，特别是对疾病或障碍的体验。这些事件的开端特别容易被想起、被叙述。这些事件与疾病的契机、原因相重叠，并以这个事件为起点，至今为止的有些事情都被一一串联起来。这个故事，就是那个人的疾病的体验世界本身。

通过叙述，我们可以尽量尝试去推动这个时间。通过叙述，客观事实这一"不变的前提"也许会通过体验而产生动摇。事件是怎么出现的，又是怎么被创造出来的，倾听者可以一同体验这个变化。于是，时间从"不变的前提"变成了"变化的物语"。这个想法正是心理咨询的原动力。

虽说如此，这并不意味着人能够改变过去的事实，但是对过去的看法和解释过去的方法是可以改变的。人面对未来，活在现在，从根本上来说，心理疗法是帮助我们如何活在当下、面向未来，如何处于现在之中建构未来。也就是说"时间的恢复"正是临床叙事的实践框架。

但是时间是一条曲线，我们在时钟的时间里适应着、生活着。比如学校，我们在规定的时间去上学，按照课表来上课。其中有学生觉得这样上学很辛苦，如果可以的话，在喜欢的时候上学，感觉累的时候就离开学校。但是学校不允许这样，学校根据年度计划安排着每天的上课进程。这个时间的秩序过于强力，甚至作为社会生活的规则使人们遵守。而另一方面，叙事的时间和时钟的时间不同，至少叙事的时间不是单一的维度。

野村老师以体验住院的形式进入医疗现场做田野考察，他在日本是一位罕见的人类学者。在"一天比一周时间长"（フランクル，2002）的住院时间里，野村收集了患者的生活故事。野村老师将这些资料以十几秒为单位进行划分和分析，发现在这些碎片里汇集了故事叙述者的人际关系模式。野村老师把这个现象命名为"表达在浓缩图里的时间"（牧原，志村，志村，松本，1985）。在这个瞬间里我们可以看到家庭或者小团体中被反复运作的人际关系模式。

临床的时间是复数时间系列的错综体。同样，叙事的时间里也混合着多个时间系列。如果只是一维地看叙事的故事，寻找疾病的原因，构筑故事的话，那我们只拥有 A 系列的直线性时间。叙事是在和倾听者的关系中产生意义的。而演出（performance）维度的时间正是 E 系列的时间，是相互作用的时间。

另一方面，情节的作用，从时间性来看是很独特的。情节与故事不同，与故事是沿着时间轴来进行记述相比，情节则是通过叙述者的视角，来看事件之间有什么意义上的关联。

情节是可以重复的，而且不随着时间的变化而变化。存在于故事的背后，反复地将个人的世界像布置绘画一样展现出来，在这种意义上可以说是包括 C/D 系列的时间性。如同这样，叙事中包含了多种多样的时间性。

野村老师将如上所述的内容概括成时间的多维性，其中"纯粹的时间"这个概念给人留下了深刻的印象。这是精神科医生樽味伸先生（2006）所创造的词汇。"在那充满了病态行为的每一天里，总是有那么一瞬间可以确实感受到非常自然的交流。""在对话的焦点完全契合时，患者就会一下子回到'纯粹'的瞬间，在那之后与患者之间的关系变得很顺畅，甚至有一点儿与患者变得更加亲密的感觉。"对于樽味伸的实践，翻译过克莱曼著书的精神科医生江口重幸先生表示了深刻的共鸣（江口，2014）。野村老师也表示："我因体验住院而第一次察觉到了'患者时钟'（岸本，2013）的存在。在把自己的'时钟的时针'对准到'患者的时钟'的时候，自然就能够听到他们内在的故事。"要让病患自己发出声音需要时间，而且和倾听者的相遇也是必不可少的。把自身同步到现场的时间流逝里，即使每个人都有着不同的立场与角度，但是在临床现场中一定会有一个共同的姿态。

## ＜**参考文献**＞①

江口重幸. 2014. バイオニアに聞く―病の語りを聞く. 質的心理学フォーラム, 6, 68-95

---

① 点评中有部分参考文献与本节论文主体中的参考文献一致，故此处不再重复收录，仅将正文未引用的文献列于此。以下各节中的处理类同。

# 第三节

# 在人生转折中的叙事生成

·

野村晴夫

## 一、叙事的各种场景

### （一）对经验进行组织化的叙事

"叙事（故事）"这个说法既暧昧模糊又多义。正因为这样，这个跨越学术领域间的壁垒、超越各种临床学派的词才得到了广泛传播（野村，2001）。但是，很多时候就算意识到语言中交织着这个词汇，当事人也有可能不知道自己是带着怎样的意义在使用它。

像这样一语多义的叙事，能在多种多样的场景中发挥作用。它既可以用于日常，又能够在一部分非日常中起作用。前者的场景，是作为普及思考、直觉、判断等基本原理所存在。而这其中的故事，则将人类广泛的经验进行系统组织并持续不断地作业。这里的叙事可以说是担当着将经验组织化的作用。

根据萨宾（Sarbin, 1986）的说法，叙事就是为了理解各种事态现象的"根比喻（root metaphor）"。而该说法的依据，则出自于米乔特（Michotte, 1963）的因果知觉实验。在实验中，被试者被要求观察并汇报两个几何图像的运动规律。结果发现，被试者用拟人方式解释图像运动的运动规律，把一块矩形的移动解释成"不想妨碍"另一块矩形的移动。甚至，将另一块矩形的运动规律，归因为"是前一块矩形所引起的运动"。被试者试图将客观的图像运动利用拟人归因手法进行合理解释，从而实现对因果关系的知觉。萨宾从这些经典实验得出结论，人具有将流动的经验（行为和事件等）嵌入各种故事结构中，并进行内容的分节及组织化的倾向。也就是说，"故事"能够将流动的时间进行分节，把经验体制化。从萨宾举例的一些论据中可以推测，这里所说的"基于故事组织经验"应该贴近于知觉的组织化或知觉内容的脚本化（script）。

也有人指出，在更长久的时间线上，整体的人生经验中，"基于故事组织经验"是在不断持续地运作的。比如说，社会学家井上（1996）指出："我们时刻在创作、讲述自己人生的故事，在试图通过它来说服自己的同时，又期许得到他人的认同。而这个过程中，物语则是在不停地被推敲、被改写。"（p.19）哲学家野家（2005）则说："叙事是将直接体验，组织成可以接纳并理解的经验。"（p.317）小至眼前的事件，大至各种事件连锁组成的人生经验，包括心理学在内的人文社会科学等领域中，叙事可以说是我们在体验世界、产生经历时不可或缺的基本原理。而叙事，很多时候都在起着内在梗概或生活/人生脚本的作用，且叙事者本身难以意识到。

### （二）赋予经验意义的叙事

叙事的另一个作用是将脱离日常生活一般性的例外偏差，用一种能够理解的形式，再次拿回它的寻常性。叙事能对一部分有限的经验赋予意义，但有时可以作为过渡（Brunner, 1990）。也就是说，对经验赋予意义的叙事具有局限性。やまだ（2000）关于人生叙事中必要的场景如是说道："在事件发生前后，当自己与他人之间的分歧越大的时候，也就是需要将它们进行连接，构建内心，赋予意义，认可的时候。"

这样的案例里，丧失体验的叙事的必要性受到了广泛关注。譬如说，西平（2002）在恢复丧失感的哀恸治疗（Grief Work）中发现了叙事的本质，就是把记忆中费解且片断的无序性部分，尽可能地进行有情节的规划及排列（同时对一部分记忆进行割舍），从而在明确的时间间隔及生活史中矛盾的转折点（transition）上，用文字将它故事化，并对他人叙述。所以说，这种叙事中，不少人能够有意识地对他人讲述。

### （三）寻求经验赋予意义的场景

如上所述，为了整理多义的叙事概念，我们简单地将它分成了两种情况。当然，前者的叙事作为经验组织化的原理，恢复其寻常性是为了能够影响到后者的叙事，而赋予意义的叙事也有可能影响经验组织化的叙事。两种叙事可以相互影响。而本文，基于本书在临床叙事作用中的主题，主要聚焦于从脱离到恢复一般性为止时赋予经验意义的作用。

作为生活体验者，很多时候我们并不是完全根据字义理解在讲述自己的经验。既然如此，具有赋予意义作用的叙事，是怎样产生并被用于怎样的场景中的呢？有言道，如果不找到事件之间的联系，就无法理解自己的经验。因此，需要叙事的转折点，不仅是在心理临床，在日常生活中也是存在的。既然如此，我们可以试着从心理临床的案例，或者生涯发展上的转折点，来追溯叙事产生的过程。例如，在生涯发展过程中，中年期是一个从以职业、育儿为中心的家庭生活，转向以夫妇或社区为中心的生活的转折点；而老年期，则是经历了身体机能衰退、退休、与家人的生离死别等复合型丧失体验的转折点。因此，本节着重讲述在中年期到老年期中日渐重要的对人生赋予意义的叙事。

# 二、基于心理临床的叙事生成过程

## （一）临床案例中叙事的展开

脱离常规的前提，是在理所当然的一般日常中实际感受到并不理所当然的违和感。在心理临床中，不少来自本人或周围意愿的咨询，都是由于这种强烈的违和感而导致的身心失调。很多时候，这种违和感并不能够语言化，更无法将相关的事件用对方可以听懂的方式进行叙述。至此，笔者从自身的心理临床案例中探讨从脱离常规到恢复一般的可能性（野村，2006）。

一位发展迟缓的小学男生其 40 岁的母亲对他时常出现的一些暴力言行很是头疼，因此，带他来了咨询室。初次咨询中，母亲片断性地列举了男孩的一些问题行为。但是这些行为发生的具体过程及原因，即使问这位母亲，她也没有很好地描述出来。从她的眼中，笔者感到她困惑及茫然的是孩子的这些无法预测且突发的行为。在一问一答中，这位母亲虽然会告诉咨询师孩子的问题，但每一件事情的因果关系、时间线顺序等却是模糊不清的。当问到问题行为发生时的状况时，她也只回答道自己当时的"脑袋一片空白"，处于相当恐慌的一个状态。当笔者一边揣测，一边告之她孩子问题行为背后的原因、想法或发生的状况时，这位母亲也只有"哦，那确实有可能是这样吧"这般冷淡的反应。

像这样数次反复咨询之后，终于，这位母亲注意到每当自己斥责儿子之后，儿子开始反击争吵，如果她说到儿子无法回嘴的地步后儿子才开始实施暴力的行为模式。另一方面她也发现，有时候自己斥责过儿子一次，便暂时停止一段时间后，儿子会冷静下来，并且之后不会再与母亲争吵，更没有暴力行为的事实。而如果儿子的暴力言行平息，她也会感到很轻松，等等。在咨询中，这位母亲从一开始断片性地讲述孩子的问题行为，到渐渐地开始能够把它放入因果关系或时间顺序中的适当的位置，这就是一种从事件间的关联性延伸到自我思考叙述的展开式叙事。

当发现儿子的问题行为并不是无缘无故的时候，母亲也会随之减压。这种并行也能够减少儿子的问题行为。由此，母亲讲述的话题开始从自己自小被父母严格要求的成长环境，到自己过度在意细节的性格问题。并且，当她谈到夫妻关系中的自身经历时，对于孩子的问题行为的表述开始自发性地减少。有时候即使笔者试着聊到这个话题时（孩子的问题行为），她也是以"之前是有过那样的事吧"这种回答来应付。从这里开始，她对儿子的暴力行为变得不怎么关注了。

### （二）叙事生成和咨询师的关系

这位以孩子的问题为契机来咨询的母亲，终于从关注自己的女性角色（母亲）的角度开始转向关注自己的成长经历、职业，甚至夫妻关系的相处方式等问题上。很多时候，父母对孩子问题行为的叙事探求，都会渐渐转向父母自己前半生的叙事探求，有时甚至可以是尝试摸索后半生的生存方式。在这一连串的过程中，笔者根据来访者叙事的发展，参照并运用了诸多心理临床理论。比如说，一开始，通过应用行为分析来理清儿子问题行为的因果及时间（顺序）。之后，又活用精神分析中的移情分析，参照咨询中来访者和咨询师之间的关系，来侧面促进来访者对自身经历中人际关系的解读。

像这样，来自家庭内部的烦恼，一般都是从感知日常生活的违和感开始的。把一开始讲述的问题形成具有因果或时间顺序关系的叙事，然后，这个叙事形成的过程中，咨询师运用各种心理临床理论来介入治疗。森冈（森冈，1994）说，只有时间和因果都不明确且断片性的事件，才会发生解离并留有随之产生的强烈情绪，在心理临床中经常会遇到的创伤记忆指的就是这个。赫尔曼（Herman, 1992/1996）说道："创伤记忆就像通常的成人型记忆那样，并不会根据语言被编入一维（线型的）叙事中。即使被转化，估计也会转为人生叙事中的一部分。"（日译本，p.53）因此，只有避免让过去事件中的情绪威胁当下的生活，才能将事件准确地编入生活经历中。

# 三、生涯发展中的死别叙事

## （一）对死别体验赋予意义

叙事不仅只局限于心理临床。我们所说的"脱离常规"的事件，很多时候在日常生活就能被处理，并不一定需要心理治疗等专业性援助。以生涯发展过程中的"脱离常规"为例，比如人生转折中的丧失体验，在老年期是无法避免的。

"转折点"在老年期的生活经历中被放于怎样的位置上，关于此有很多种说法（野村，2005）。一位80岁的老年女性，在入住养老机构的同时，与丈夫的死别也成为了自身的一个人生转折。丈夫晕倒在自家的玄关处，就那样在几日之后就去世了。对于这个突然降临的别离，老妇人细细回想总觉得是有预兆的。结婚后没有干过一次家务的丈夫，在昏倒的前几日，为了感谢一直以来妻子的照顾第一次帮忙做了家务。她认为，这并不是偶然，而是去世前的必然，甚至很有可能是丈夫即将去世的一种预告。

甚至，这位年迈的女士将自己的体验用俳句短诗"夫病七夜长百合（夫病て七夜长し百合の花）"来进行最确切的表达。她还揶揄经常生病的丈夫是"疾病的批发厂"等，把体验比喻寄托于诗歌和惯用熟语中，并且，超越了特定的宗教信仰。正如她讲述的那样："我是被守护着的人。被孩子们守护，被死去的孩子们守护，被丈夫守护，被父母守护。"去世的丈夫和孩子们守护着如今的她。她把类似的人生转折写进了自传中，自传中还提及了她与夫家的家族历史。将自己的生活经历置于家族历史中，就好像在悠久历史中，自我经历是其中的一部分，再从而归结成当下那样。死别体验并不是独立的部分，而是在从往至今的时间线上将各种因果进行了编织、组织化的结果。

老年期的幸福感，具有包含了丧失体验的人生的意义性（Wong, 1989）。这个意义性，是对生活史赋予意义（Wong, 1998）。当事人自己赋予意义的对过去的叙述可以用来支持当下的幸福感。

## （二）定型化的叙事

上述的年迈女士在入住养老机构的时候，身边已经不太有人来看望了，同时能够叙述生活史的对象也很少，像这样细谈自己的生活史也是第一次。但是，包括那些写在自传里的经验，她能如此流利地整理并讲述自己的生活史，可以推测她的那些经历，包括与丈夫的死别等的那些人生转折，应该已经作为她自身的人生故事被定型化了。虽然死别的叙事是听者或是研究者的调查目的，但在讲述过程中可想而知，她应该已经把它放置在自己人生故事中安全的地方了。

在临床或调查访谈中，笔者感觉到当事人关于生活史的叙述大多都是已经生成的叙事。说起来，也是即兴的叙事。另一方面，也有一种至今反复讲述的内容，现在又讲述一遍的感觉。那是过去也在某种特定的场合讲述，并为之准备过的定型的故事。类似上述人生转折的生活史叙事中，从访谈前准备自传这一点来看，很有可能这是她已经定型的叙事。为促进自我、他者理解，而对内容进行归纳总结后再讲述，应该是可以带给叙事者安心感的。那这样定型的叙事是如何产生的呢？如果要关注到当事人在叙事前的流露或表达，可能需要贴近探讨到叙事的整体性。

# 四、死别叙事的表达

## （一）从自然的回忆去贴近

上述访谈场景中聊到的生活史内容在被当事人整理归纳之前，应该是未分化的状态。这种在准备叙述之前的状态，应该还未进行结构化。为了掌握这种状态，笔者把在日常生活场景中回想起的记忆片段进行了记录（野村，2014）。即使无法完全去除访谈及调查研究的人为性，也尽可能地去收集当事人在日常场景中回想起的记忆。这种记录那些不是故意去想，而是自然回想起并意识化的个人经验的日记法，就叫做非自主性记忆回想（involuntary memory recall）（Ebbing-haus, 1885/1978）。我们的记忆很多时候并不是自愿想起的。在日常生活中的回忆倒不如说并不具有那样的意图。在产生人生故事并讲述给他人之前，产生这种作为"内在叙述"的非自主性回忆的可能性更高。下例是在笔者访谈中遇到的一位 60 多岁的女性。在丈夫去世近十年后，从她终于开始的叙述体验，以及访谈后非自主性的记忆回想中，笔者得知了死别叙事的要表达流露内容。

她通过接受访谈，第一次对人说起自己的死别体验。她说："我其实一直都想着：这些事情到底到什么时候才能真正说出口呢？"虽然，会有聚在一起通过讲述相同的经验来减轻内心负担的人，但"总觉得说出之后，好像有什么重要的东西要塌陷了的感觉"，因而放弃了这种方式。因为她至今为止一直都觉得死别体验一定是要对人说出口的，所以当她听到笔者说不需要勉强去用语言表达的时候，浮现出惊讶的表情。在访谈中，她一边断断续续地叙述，一边情不自禁地落泪。老人在聊到死别的体验时，不仅内容只是一些片断，而且用语也少，她甚至有时没办法流畅地讲述。在那之后一周中，老人的非自主性回忆的日记中，果然出现了有关其丈夫的内容。当去超市购物的时候，看到丈夫喜欢的东西，她便在日记中写道："想听你的声音，回答我啊！"当看到天空中的浮云时，回想起在丈夫病房里抬头看到的云朵，她记录道："心痛得忍受不了。"但是，在带上日记的第二次访谈中，笔者总觉得她的神色变得有些明快，与第一次见到时完全不同。老人谈到自己第一次访谈后的一周里，总是不自觉地回想起丈夫的旧事。但是对于回忆的方式，这位老人说与以前有所不同，"怎么说呢，不像之前那样突然很强烈的被冲击的感觉，更像是稍微比较轻松自然的那种回忆（笑）"。之所以没有和别人说起，是因为她觉得这更像是带着一种"很怀念的"回忆。对于这种变化，老人自身既有所察觉，也觉得有些不可思议。

### （二）怀念地回忆

上述的老人在回想丈夫的时候，比起具有连贯性的故事情节，更多的是情节的片段。而诱发回忆的契机是什么，老人自己也说不清。很有可能是由于笔者对丈夫的话题进行了访谈，从而提高了老人想起相关回忆的频度。除却个别差异，一般来说死别哀伤的恢复过程中，即使当事人想起或讲述故人的频度有所减少，但这种现象还是会长期持续。有案例表明，即使丈夫去世 20 年，遗留在世的妻子每周仍旧能回忆起丈夫的事情（Carnelley, Wortman, Bolger & Burke, 2006）。与回忆的目的无关，铺天盖地而来的大量回忆，其实并不能作为叙事的对象。曾经活生生的体验，既是过往也是组成现在的一部分。在第二次访谈中老人提到的"很怀念的回忆"，可能就是把过去和现在分离，把体验对象化的一种表现。这应该就是死别体验在生成叙事之前的过程。

# 五、叙事探求，从叙事中解放

## （一）在经验组织化和赋予意义之间往来

本节从心理临床及生涯发展角度出发，对作为人生转折点的死别体验的叙事进行了探讨。两者在日常性或场景结构上有所不同，但还是有一部分叙事作用的场景是重合的。无论哪种都是对难以名状的"脱离常规"的经验进行了情节化，并自发性地试图让周围的人得以理解且认可。这里，宗教或神话的功能就是过往能够活用的社会文化情节，而如今，在一部分文化圈里，心理学理论便具有这样的作用。以下，笔者想对追溯叙事生成，和与叙事相关的心理临床学家们的关注点表达一些杂感。

叙事，如果从字面意义上去理解的话，就是讲述人生事情的意思。但在我们的日常生活中，与其说是叙述事件，不如说是以所作所为为中心而展开的。只是，当因为"脱离常规"而使得日常行为有偏差时，为了回归日常而对自己的行为有所意识的过程中，需要人生的叙事。在探寻从"脱离常规"到能被认可的叙事过程后，人们可以生成一种包容"非常规"的全新的普遍性认识（叙事）。这样，叙事就不会被频繁地相互参照或借鉴。对于结束使命的叙事，叙事者既不用去意识它，又能从中得到解放。由此，"已经不太去注意到了"，就是叙事的终结。"一个好的自我故事，没必要去反复讲述"（Wilson，2002/2005，日本翻译 p.289），能够放任给对应的无意识则是最符合叙事的归元。本节开头，将叙事分成了将经验组织化的方法或原理和用来从脱离常规中恢复日常的方式两种。但是，如果为了恢复常规而生成的叙事不被意识化的话，作为经验组织化原理的叙事也很有可能变成非意识的作业。因此，有必要在非意识的组织化原理的叙事和有意识地对人生赋予意义的叙事之间进行来回作业。

## （二）对没有说及不能说的部分的关怀

上述的叙事过程，一部分在心理临床的场景出现过。临床上，咨询师着眼于来访者的叙事，往往可以促进随之而来的来访者自我暴露的叙述。但是，笔者认为基于叙事取向的临床叙事亦应重视对没有说到和不能说的部分予以关怀。笔者曾经在实践中尝试让来访者自己选择是否叙述某种话题（野村，2006）。如果由咨询师进行督促，"让××叙述"的话，很有可能在咨询师见不到的地方，来访者无法自己结束叙述。上述的访谈调查中，我们也可以看到老人第一次对死别的记忆片段进行暴露的体验，波及了访谈结束后的一段时间。因此，在临床访谈中，更要注意这类余波。而对于来访者的不能说的体验，咨询师并不是对其进行更精准的详细化，而是从临床的角度将它命名、保留。放置对来访者来说是较为安心的处理。对难以解决的问题"留出时间"，或者"将烦恼暂时放空"都是可以的（增井，1999）。事实上，死别叙事的暴露，不一定必然能够恢复遗族（活着的亲属）的情绪（Baddeley & Singer, 2009）。在这个过程中，讲述人与听者的关系，本人的性格特征，死别的经过等各种因素都有影响性。因此，希望临床工作者对暴露叙事一定要慎重。

## ＜书籍导读＞

ブルーナー, J.. 岡本夏木,仲渡一美, 吉村啓子(訳).
1999. 意味の復権——フォークサイコロジーに向けて. ミ
ネルブァ書房

　　心理学必定会促进那些并没有十分关注叙事的作用而
对故事赋予意义的行为向叙事转变。正是这种治疗师对普
遍的叙事作用加以关注的转变趋势，才使治疗中治疗师捕
捉临床场景和日常场景之间的连接线成为可能。

ウイルソン, T.. ／村田光二(監訳). 2005. 自分を知り,
自分を変える——適応的無意識の心理学. 新曜社

　　叙述是在无法讲述的背景上刻画出故事意义的。无法
讲述的内容，从社会心理学的观点来看，具有无意识性质，
比较多见的则是暗示自我叙述和意识之间的联系。

## <参考文献>

Baddeley, J. L., & Singer, J. 2009. A Social Interactional Model of Bereavement Narrative Disclosure. *Review of General Psychology*, 13, 202–218

Bruner, J. S. 1990 Acts of Meaning. Cambridge: Harvard University Press.(ブルーナー, J.S. ／ 岡本夏木・仲渡一美・吉村啓子(訳). 1999. 意味の復権. ミネルブァ書房)

Carnelley, K. B., Wortman., C. B., Bolger, N. ,& Burke, C. T. 2006. The Timecourse of Grief Reactions to Spousal Loss: Evidence from a National Probability Sample. *Journal of Personality and Social Psychology*,91, 476–492.

Ebbinghaus, H. 1885. *Memory: A Contribution to Experimental Psychology*. Columbia University.(エビングハウス, H. ／宇津木保・望月衛(訳). 1978. 記憶について——実験心理学への貢献. 誠信書房)

Herman, J. L. 1992. *Trauma and Recovery*. New York: Basic Books.(ハーマン,J. L. ／ 中井久夫(訳). 1996. 心的外傷と回復. みすず書房)

井上俊. 1996. 物語としての人生. 岩波講座現代社会学第9巻. ライフコースの社会学. 岩波書店, 11–27

増井武士. 1999. 迷う心の「整理学」———心をそっと置いといて. 講談社

Michotte, A. E. 1963. *The Perception of Causality*. New York: Basic Books

森岡正芳. 1994. 緊張と物語——聴覚的総合の効果について. 心理学評論, 37, 494–521

西平直. 2002. 「物語る」ことと「弔う」こと—グリーフ・ワークとしての＜自己を物語る＞こと. 発達, 91, 66–72

野家啓一. 2005. 物語の哲学. 岩波書店

野村晴夫. 2002. 心理療法における物語的アブローチ

の批判的吟味——物語概念の適用と運用の観点から. 東京
大学大学院教育学研究科紀要, 42. 245-255

　野村晴夫. 2005. 構造的一貫性に着目したナラティヴ
分析——高齢者の人生転機の語りに基づく方法論的検討.
発達心理学研究, 16, 109 - 121

　野村晴夫. 2006. クライエントの語りの構造－臨床事
例に基づくナラティヴ・プロセスの検討. 心理臨床学研究,
24, 347-357

　野村晴夫. 2014. 生活史面接後の「内なる語り」——
中高年の不随意的想起に着目した調査. 心理臨床学研究,
32, 336-346.

　Sarbin, T. R. 1986. The Narrative as a Root Metaphor for
Psychology. In T. R. Sarbin (Ed.),. *Narrative Psychology: The Sto-
ried Nature of Human Conduct*. New York: Praeger. pp. 3-21

　Wilson, T. 2002. *Strangers to Ourselves*. Belknap Press of
Harvard University Press.(ウイルソン,T. ／ 村田光二(監訳).
2005. 自分を知り, 自分を変える——適応的無意識の心理
学. 新曜社)

　Wong, P. T. P. 1989, Personal Meaning and Successful Ag-
ing. *Canadian Psychology*, 30(3), 516-525

　Wong, P. T. P. 1998, Sprituality, Meaning, and Successful
Aging. In P. T. P. Wong & P. S. Fry (Eds.). *The Human Quest for
Meaning: A Handbook of Psychological Research and Clinical Ap-
plications*. N. J. : Lawrence Erlbaum. 359-393

　やまだようこ. 2000. 人生を物語ることの意味. やまだ
ようこ(編著)人生を物語る. ミネルヴァ書房, 1-18

# 点评：在人生转折中的叙事生成

森冈正芳

　　本文中的叙事从两种心理学场景来进行展开。借用野村晴夫先生的话来说，其一，叙事疗法是用来掌握并理解事物的"根比喻（root metaphor）"。人自己认识基本图式、理解事物变迁的脚本，因而具有故事的框架（大纲）。认知心理学对这些早有研究。而在这种情况下的叙事，则是"为了用来经历世界而不可或缺的基本原理"。此外，这种图式是难以进行意识性修正的。这个可以从进化心理学或比较心理学的角度去联想。

　　第二种叙事则具有将从日常生活产生的脱离常规的事物归纳成能够理解的形式，并且再次使其回归日常的作用。叙事疗法担任着为部分被限制的经验赋予意义的使命。也就是将发生的例外事件变成能够处理并理解的形式的叙事，或对生活史中的转折等格外显眼故事的叙事。

　　在临床中，治疗师更多是关注于后者，即对经验赋予意义的叙事。叙事作用最明显的是在生活/人生中转折的过渡期里。当事人对升学、就业、结婚、转职等人生过渡期进行自我回顾，从而拥有更多可以展望未来的故事。在临床中，有很多来访者都因为生活的变化或在某种过渡期而引发身心变化。特别是遇到离婚、死别等家庭关系、同伴关系发生巨大变化的时候，没有谁是能够立马随机应变且适应这些变化的。因此当事人需要相当长的时间去回顾这些事情在个人生活史中的意义，也就是当事人对丧失作业所需的时间。奠基了叙事疗法理论的布鲁纳（Bruner, J. S.）曾说，叙事本身就是把非寻常的（unusual）的事物认作是寻常事物的行为（Bruner, 1990）。

　　不仅在临床访谈中，在日常生活中，很多人也时而会和身边的人一起想起过去的事情并以此为话题进行讨论。这之中，在本人都没有注意到的时候，问题就已渐渐地被处理完毕了，当事人开始变得不再关注某个问题，从而得到解放——将非寻常的事物合理嵌入寻常的生活当中，且不过度夸张消极事件，并将其收纳在心中。

事件有时候具有潜伏性，且并不能用语言表达出来——"违和感并不一定能够语言化，更无法将相关的事件用他人可以听懂的方式进行叙述。"就像野村老师所说的那样，没有说出的违和感才是进行临床援助的感应器。

在野村老师所介绍的个案中，因为无法预测发展迟缓的儿子的行为而困扰的母亲，在咨询师面前反复地进行脉络不明的叙述。一方面，偶然间，她注意到"每当自己斥责儿子之后，儿子开始反击争吵，如果她说到儿子无法回嘴的地步后儿子才开始实施暴力的行为模式"。另一方面她也发现，"有时候自己斥责过儿子一次，便暂时停止一段时间后，儿子会冷静下来，并且之后不会再与母亲争吵，更没有暴力行为的事实"。"自己为什么会被这样没有道理地对待"之类，对于当事人一开始碎片化的且无法理解的行为，在当事人的反复叙事中找到了能够理解的可能性，这就是倾听与叙述的特点。

在野村老师的另一个案例中，面对的是人生转折中的死别课题。在这一案例中，野村老师提出了一个重要的发问："定型的叙事是如何产生的？"

如何让已固化、定型的叙事取向发生变化是大家关心的，可是叙事是怎样构成定型化叙事本身，这个事情尚且缺乏探讨。判断来访者的叙事是定型叙事，还是全新的替代故事（alternative）其实并不简单。替代故事可以说是突如其来且无关文脉的内容。但是定型也好，替代也罢，相互之间具有动力关系，并不是相互完全没有关系的叙事。

将与丈夫的死别作为自身的转折，对于入住养老机构的年迈女性，野村老师引用了"即使丈夫去世20年，遗留在世的妻子每周仍旧能回忆起丈夫（Cernelley, Wortman, Bolger, & Burke, 2006）"的案例。而这位老人可以说，正是由于反复回忆定型的故事才得以治愈（心理创伤），而支持这种生机的就是那些平凡自然的事物。而治疗师能否治愈或支持来访者，也是需要根据当事人回想叙事的方式而进行具体处理的。说到底，在对叙事经验进行组织化的过程中，要尽量避免那些活生生的且具有直接联系的事实素材，而且咨访双方在倾听关系中也需要保持一些距离。

野村老师说"已经不介意"，就是叙事的终结。逐渐消失的反复创作故事的行为，可以认为是一种安心（心情变得平静稳定）的姿态。"在实践中，和来访者讨论是否要去讲述某种话题，要尝试让来访者自己选择。"野村老师对来访者无微不至的关怀、照顾的态度，正可以说是让来访者感觉到安心的根本所在。

"一个好的自我物语，没有必要去反复叙述。"（Wilson，2002/2005，日语翻译 p.289）这个就是支持个人生活、生存的核心的自我物语。

# 第四节

## 梦的听取与叙事

·

广濑幸市

# 一、透过梦的媒介与来访者对话

本文将运用临床叙事取向的原理，探讨咨询师如何以梦为媒介与来访者展开对话，以及相关注意事项。

从临床叙事取向的角度而言，治疗的对话当中包含了意象性建构物（imaginative constructions）（Morioka, 2014）。表达性疗法的咨询师运用绘画、箱庭、释梦等方法，还有大多数的艺术疗法的咨询师，运用比如戏剧、音乐等活动身体的援助方式，他们都非常熟悉这些意象性建构物。本文选取了众多媒介中的"梦"为对象，但不是仅仅单独地探讨"梦"的处理方式，而是希望借由"梦"在众多意象性建构物中的代表性，探讨临床中人们处理意象性建构物的共性。尽管这些意象性建构物具有各自的特异性，很多时候需要咨询师单独注意其特征，但是本文希望聚焦于在临床处理上的共性部分。

# 二、如何更好地听取意象

正如第一部分的第三节中已经介绍的，在临床叙事取向中，维持来访者、咨询师、谈话主题之间的"对话的三角结构"尤为重要。维持"对话的三角结构"也意味着，充分地发挥言语的双重指向性（double directionality）①面向双方共有的第三领域（森冈，2009）。从这个意义上而言，"故事"常常对应着三角形的顶点，即使其中充满了意象性建构物也不足为奇。即便是那些好像和来访者最初的主题（主诉）毫无直接关联的意象性建构物，如果咨询师能够围绕它，通过一种促进叙事展开的方式去倾听的话，也会构成杰出的"对话的三角结构"。可以说，任何杂谈都不会脱离会话的主线，都可能成为来访者展开讲述、通向未知自我的契机。但是，并不是任何时候、面对任何人情况都会如此发展。那么，要怎么将意象性建构物用于咨询的面谈之中，使得这种对话成为可能呢？

首先是咨询师对这些作为媒介的意象性建构物的熟悉度。就如绘画、箱庭、活动身体的方式等，咨询师需要通晓各种取向的心理治疗才能够有效地应对来访者的表达。也就是说，咨询师事先应充分地学习，才有助于咨询师与来访者构建"对话的三角结构"。也可以说咨询师学习各种各样的心理疗法和倾向于临床叙事取向并不矛盾。无论是从哪一种取向出发，在临床现场，咨询师与来访者在相遇的体验上，都是一致且相互关联的。

其次，需要指出的是，咨询师与来访者展开对话时，以意象性建构物作为媒介，维持"双重的对话空间（double dialogical space）"是

---

① 20世纪初，俄罗斯形式主义的文艺评论流派里，巴赫金（Bakhtin, M. M.）认为对话的意义并不是单一的，而是随对话的状况而带来变化。在对话的场面下，语言除了具有传递信息的作用外，以下的现象也会同时成立。一方面，对话中所指向的主题、对象由于话题的存在被确立了意义的同时，又由于叙述者和听者之间言语的和非言语的行为，建立起了语境或解读的编码，而使得特定的意义被两者所接收。另一方面，由于对话状况，除了说话人的话语中的指示对象，与之对话的对方也会成为对象被指示。这被称为语言的"双重指示性（double directionality）"。不仅仅是日常对话，在治疗性的对话中亦是如此，在来访者面前的听者——咨询师，如果能充分发挥这样的功能，随着治疗的深入，便会渐渐成为来访者内心中的守护者。在这个时候，听者的自我也会双重化。

十分重要的。这样的对话空间当中，特定的来访者和咨询师进行对话，对话是由"自我和他者"所构成的。但也可以说来访者一边听着自己讲述的故事，一边鉴于咨询师的反馈式提问，反而使得原本没有形状的自己（他者）在对话中渐渐清晰起来。因此对话同时又是由"自我和自我"构成的。森冈正芳指出这种"双重性"与温尼科特（Winnicott, D. W.）的"潜在空间（potential space）"类似（Morioka, 2010）。藤山（2002）指出，"潜在空间"是温尼科特理论中的关键概念之一，"婴幼儿和母亲之间，个人的内界和外界之间，幻想与现实之间，潜在的（potential）又包含潜力（potential）的假设性的体验领域被不断拓展"。正如温尼科特所洞察的那样，对于心灵治愈而言，从人类的本质出发，这样的"假设性的体验领域"是不可或缺的。

其次，还有一个不可忽视的重要问题，也是维持来访者和咨询师之间这种体验的隐性因素，那就是咨询师需要以来访者的主体为立场（大山，2009）。接下来，我们结合一例关于梦的案例来探讨。

## 三、关于梦

通过治疗，来访者生成的众多意象性建构物当中，"梦"具有非常鲜明的特性——那就是来访者无法按照自身的意志创造"梦"。也可以说，"梦"是一个很容易受到对方的聆听方式影响，甚至生成超乎来访者自身想象的叙事。在此意义上，梦是非常优秀的媒介。正因如此，潜意识的创始人弗洛伊德（Freud, S.）将梦看作"通往潜意识的王道"。在弗洛伊德将目光投向梦之前，已经有无数人尝试探讨梦。如果要对这些发展史进行回顾的话，可能这个小节都无法概括完整。本文希望着重探讨一下看待"梦"的方式，在探讨处理"梦"时的注意事项之后，再介绍两种看待"梦"的取向。

## （一）看待梦的视角

笔者在这里想先介绍仲（2002）所总结的探讨梦的"心身共鸣模型"。他从古希腊的梦疗（incubation）仪式及弗洛伊德和荣格（Jung, C. G.）的梦理论出发，提出这样的假设，"梦是一个具有创造性、治疗性，并且可以实现人格转化的治疗性场所"。所谓"人格转化"，一方面指的是来访者和咨询师在身体、心理面上的私人化（inter-personal）的转化，另一方面也指出"身体式共鸣"和"心理式共鸣"两者在本质上是一体两面、无法分割的，因此在心理治疗过程中以"心身式共鸣"来探讨。

后荣格派的分析师明德尔（Mindell, A.），尝试对梦与身体之间的共时性关系进行研究，开展了关于"梦体（dream body）"的研究工作。他指出"梦体"是所有人际关系的背景，遍布于人类的心灵深层，统一了梦与身体之间的象征机制。他的研究开创了历程取向心理学，并且将它的临床领域拓展到全球性的历史、政治课题中。明德尔以量子物理学的思考方式作为隐喻，将心理（psyche）看作开放的系统（open system），咨询师也好，来访者也好，都仅仅是"第三身体"的一部分躯干，也就是说，在他的理论中假设了"身体间性"场所的存在（藤見，2007）。

正如上文所介绍的，这些视角不再将梦局限于来访者个体内部，而是将其扩展到治疗室内，甚至于置于更广泛的社会、文化中。本文在探讨咨访双方如何维持梦的谈话的同时，也将探讨如何以叙事的方式进行关于梦的面谈。

## （二）案例介绍

本章节将介绍一位中年女性 A 的咨询案例。她的最初咨询目的是"想谈谈关于自己的事"。咨询师与 A 的咨询，已开展了 40 次、持续一年以上，由于篇幅关系，此处仅仅围绕"初始梦"的谈话过程进行介绍。

A 在预约咨询的初次面谈中，已经提到"之前就一直想接受心理咨询"，希望把在日常生活中"堆积在心里的东西都一一清算一下"，并且希望通过箱庭疗法等非言语性的表达性疗法进行咨询。在受理咨询之前，笔者一般会请来访者完成树木人格测试和风景构成法测试。通过这些测试结果，可以看到，A 的自他界限其实相对脆弱，并且笔者当时感觉 A 可能并不大适合使用非言语性的表达性疗法。在这种情况下，咨询师认为需要一些可以伴随 A 展开自己故事的线索，于是向 A 提议能否通过汇报梦，来使咨询师对 A 的内心世界有初步的了解。A 表示同意，约定下次将梦的记录带到咨询室来。A 的初始梦很长，这里简单介绍下前半部分：

傍晚时分，自己和最小的孩子两个人一同回家（建造后约有 50 年历史的木制的家）。站在门厅，表面上微微覆盖着灰尘的格扇门上，有一条蛇。令人惊讶的同时，自己又似乎早有预见地觉得"刚才就感觉它好像在那里"。看到蛇的腹部异常地鼓起，发现"有小宝宝在里面"。自己一边想着"可怎么办才好"，一边又混杂着其他的感受。

咨询师看着 A 所讲述的梦的记录，同时，心中也浮想联翩。但在听完整个梦以后，咨询师首先询问了作为梦的舞台——最初的氛围是什么样的，A 便接连不断地讲述那个梦的世界。A 讲到那个时候，自己并不是欢快地回家。当时已经是完全日落了，街上都暗淡了起来，就像陷入深夜的海洋、深邃的黑暗一样，画面让人感到有些寒意，但是这种昏暗是 A 熟悉的、一如既往的部分，所以也并没有引起 A 的在意。咨询师又询问了木制的家，但 A 却告诉咨询师，那是她之前从没有去过的地方。然后，咨询师询问到关于蛇出现的预感。A 指出尽管在梦中非常受惊吓，但是在看到的瞬间，却又出现"果然是这样的"似乎早有预料的感觉。接着，咨询师又询问了 A 看到蛇的腹部突起时的感觉。显然 A 并不喜欢蛇，在梦中，她当时立马就呆在了那里。但 A 讲到，在梦中自己其实没有立马觉察到，反而是在写梦的记录的时候才觉察到了蛇的肚中有小宝宝这件事，所以也写进了记录之中。并且，她最初梦中对蛇的感觉是"绝对的讨厌"，而并非是对让人恐惧的东西才会有的"怎么办才好"的感觉。因为有小宝宝在蛇腹中，又不能击退或者赶走蛇，所以 A 才会呆在了那里，不知所措。A还讲到，正因为这种变化，她对蛇越想越难以厌恶，所以让她更加地为难。尽管咨询师对于这个梦，心中也有各种各样的联想涌现，但是并没有传达给 A，而是与 A 一同去品味这个梦的世界。咨询师以这种态度度过了这次咨询。

从那以后，A 每周都会带来三四个梦，在写记录时，A 会进入当时的身体感受之中，在浮现出的词汇中精心地挑选、表达。在 A 和咨询师一起展开关于梦的对话时，咨询师内心的联想达到了令人惊讶的深度，几乎难以找到可以用来评论的适当语言，但是之后咨询师仅仅通过询问 A 关于梦的感受而展开咨询。

在咨询中展开梦的面谈后，咨询师还会问及 A 在咨询那天之前的日常生活如何。A 会想起前一次咨询中谈到的那些印象和评论，并说"和当时说的那些很像"，并且在下一次的咨询中，又再次涉及了那些部分。通过这种方式，叙述梦不断地为 A 带来新的觉察。

# 四、关于梦的面谈

这里用以上的案例为材料，探讨听取梦的对话时，咨询师需要注意的诸多问题。

## （一）咨询中的初始梦

在以弗洛伊德为代表所发展出的潜意识心理学取向当中，咨询师为了对来访者无法意识化的部分进行工作，常常对梦进行分析。对

"初始梦（initial dream）"的思考，在重视梦分析的荣格派中有重要的地位。荣格认为，梦是具有预见性的，梦述说着对未来的瞻望，因此咨询师应重视在心理治疗的开始时出现的梦（初始梦）。

在对梦进行工作时，对于那些并不熟悉梦的分析的咨询师来说，如果在咨询的开始阶段便看到可以预示未来咨询走向的梦，大概会陷入很大的混乱之中。如果是熟悉梦的分析技术的咨询师，可能并不会有这样的担心。但是，如果将治疗的目的放在与来访者共同制作对梦的解释上，又会怎么样呢？尽管，越是熟悉梦、擅于对梦进行工作的咨询师，心中越容易产生自己的假设、抱有自己的解释，但如果在这种情况下，自一开始就在咨询中向来访者传达自己的"断言"，这也不是一种具有治疗性的做法。更加重要的做法也许是，如何更高明地去询问来访者的联想。

尽管 A 在咨询中也是第一次对梦进行工作，但是咨询中适宜的应答使 A 迅速地掌握了这种促进自身联想的方法。我们可以在 A 对初始梦的处理中看到这种方法。在初始梦被报告后的第二周的咨询中，A 自发地带来了谈论初始梦的机会，并且在之后关于梦的话题中，也常常谈及蛇的主题。事实上，敏感的 A 常常由于同事、客户、孩子，甚至朋友而受伤，因为她感受到了他们并没有表现出的、潜藏在背后的攻击性和恶意。通过梦，A 洞察到自身也抱有类似的部分。甚至，随着咨询的深入，在另一个梦中，A 看到这种男性的攻击性象征，不知道什么时候也附在了自己的身上。另外，在面对外界的现实性问题时，来访者也为了面对自己的劣势，决定正视自己孩子的问题。荣格认为这样的内心的课题，在梦中象征性地表现为"阴影"（Shadow）。A 通过治疗不断地正视在"初始梦"中出现的、自己内在"阴影"的课题，渐渐地驯服了自己的阴影。

尽管并不是所有的来访者都能像 A 一样去直面梦中出现的课题，但是咨询师可以像帮助 A 一样去帮助其他来访者，重温"初始梦"中出现的"阴影"课题，深化后续梦中与该主题相关的联想，进而促发心理治疗的进程。因此，为了达成对来访者这样的干预，咨询师的良苦用心也是必不可少的。来访者在初始梦中所提示的"课题"究竟是什么，随着治疗的顺利展开会渐渐清晰起来。咨询师与其将咨询重心放在如何从"初始梦"去预测未来的问题上，不如随着咨询次数的增加，持续不断地去思考来访者在当下的磕磕绊绊当中，正隐藏着什么样的内心课题。来访者在梦中试图传达的信息正是探索的线索。若咨询师在处理梦时抱有这样的姿态，相信会为治疗带来更大的益处。

## （二）看待梦的态度

在临床叙事取向中，咨询师接纳梦的方式将对会话的进展产生极大的影响。因为如果由咨询师提议通过梦展开治疗，一些来访者可能会"半信半疑"，甚至也有的来访者会一头雾水。在现代社会，我们无法改变社会过于偏重理性这件事。但如果咨询师将"梦"看作有意义的东西，并向来访者说明所以然，说明梦与当下治疗课题之间所具有的联系，即使来访者无法完全理性地采纳咨询师的这些说明，相信也会成为来访者坚持持续治疗的契机。

如果不进行如此说明的话，两个人以觉醒状态下理性的眼睛去看梦的世界，多少会觉得梦中的一切非常愚蠢，以致过于草率地对待梦。但是，梦作为治疗的一部分，咨询师不仅仅要留意梦中不合理的地方，如果可以将梦看作来源于"超越理性"的地方，还将可能使"梦"发挥更大的作用。当咨询师越来越熟悉梦的表达，就会明白无论是多么"荒诞无稽"的梦的表达，对于来访者去传达"那件事"而言反而是非常必要的元素。梦可以帮助我们理解来访者的内心课题。"梦捎着来访者想传达的信息来了"这样的思考方式，将对咨询师很有帮助。

在梦的领域中的主题，在过去常常作为灵性世界或宗教世界的对象，即使是在现代的心理治疗世界当中，也有可能被认为是不通常理者的胡言乱语。在 A 的心理治疗过程中，由于 A 自身的这种人生态度，才使得咨询师免去了说明梦具有信息性的必要。但是，在遇到大多数抱有强烈的现代思维的来访者时，咨询师以同样的准备去应对可能会过于天真。总而言之，如果咨询师能够在这些领域中，保持一定程度的兴趣的话，在与面前的来访者一同工作时，如果再遇到类似的课题，相信可以更加地从容不迫。

### （三）与来访者的会话

咨询师在与来访者围绕梦来展开对话时，也与那些不使用梦的咨询师一样，需要在展开对话的方式上下许多功夫。例如，在前文中也已提到的，梦很可能与来访者无法意识到的、那些思考中的"课题"有关。很多来访者在来到咨询室之前，都会在自己可以意识到的范围内确认过自己的问题，正是因为靠自己的力量无法解决，才会来寻求专业性的帮助。在面对这样的来访者的时候，如果咨询师能够提供合理的解决方案的话，相信来访者对治疗的满意度会很高。甚至，在一些情况下，只因为恰当的"诊断"就可以打开僵局，甚至通过评估，咨询师只要介绍更适宜的相关机构的信息时，来访者的问题已经解决了大半。但是，在实际的个别化的治疗当中，多数的情况都找不到这样的"妙招"。在这些情况下，需要邀请来访者一同去重新思考，来访者已经确认多次的问题设定中，为什么会造成这样的僵局。从精神分析学派的见解来看，很可能是由于来访者一直拘泥于意识范围内的世界，从未考虑过那些无法意识到的世界，才造成了这样的现状。

咨询师在探讨这些内容的时候，和那些不运用梦的咨询师一样，保持向来访者持续地表示一同去探索、共同作业的姿态是非常重要的。前文也已介绍，咨询师需要在来访者自身都没有觉察的时候，暗自假设来访者具有主体性的前提下与之展开对话。这样的对话开展方式，也与很多其他基于社会建构主义的取向相类似。仅仅是因为咨询师的这种姿态，来访者便从讲述自己故事的叙述者的水平上逐渐变成他们自己人生中的主人公，这样的情况也很多。但是，当来访者或来访者的课题过于沉重时，咨询师仅仅表示"善意"的态度可能行不通。那么，在这种情况下，必须去探讨的是，咨询师的姿态到底能带来什么。

在治疗性对话之中，咨询师之所以会关注于来访者讲述的动机或意图，是由于作为听者的咨询师先行地假定了作为叙述者的来访者具有主体的连续性（大山，2009）。即便咨询师对于来访者的叙事的"背后"抱有一贯性的关心，这种应答或介入都需要咨询师事前一直将来访者的主体一贯性放入头脑之中，才会使得在治疗中追求这种一贯性成为必然。也可以说，"心理治疗的目的本身，即在于促进主体的成立"（大山，2009）。这样的主体，不仅仅是治疗对话中持续讲述行为的主体，甚至超越了讲述故事中的作为主人公发挥功能的主体。通过叙事生成的双重的主体，使得来访者可以再度确认其自身，并与自己保持着确切连接的感受（大山，2009）。也可以说，这是一种能够在自己的人生当中不断凝练，直到能够确切地感受到自我功能的主体性。关于这部分，笔者希望结合下面的内容进行探讨。

### （四）从咨询的整体探讨

关于前文中所探讨的主体性，可以通过具体的例子帮助我们进一步理解。我们再次回到 A 的心理治疗案例，可以将之看作 A 通过心理治疗逐渐形成了自己的主体。尽管没有办法在本节中逐一介绍 A 在治疗当中所面对的所有课题，但简单而言，从初始梦中"阴影"的问题开始，之后的咨询均着手于 A 的几个发展课题。这样的过程使得 A 能够逐渐"用自己的脚开始行走"，甚至重拾主体性，重新接纳自己的人生。这也是这个心理治疗个案一直所追求的目标之一。

从这个意义上对主体进行思考的话，特别是将梦作为媒介开展治疗的时候，需要留意以下的问题：即，如果咨询师希望通过梦，促进来访者觉察到到目前为止一直回避的"课题"的话，咨询师本身也需要自发地去面对和处理自己的课题。常常在咨询时会很不可思议地发生这样的现象：在见这个来访者的期间，咨询师自己内心一直以来回避的课题也会自发地浮出水面。咨询师如果不借此机会能动地接纳，充满主体性地去面对、处理自己的课题的话，常常会使得自己对这个来访者的治疗，也不明缘由地停滞不前。

在以梦为媒介与来访者展开对话的临床叙事取向之中，面对这些治疗中产生的这些不可思议的现象，咨询师无论身心都需要保持开放。

以上，在本节中探讨了以梦为媒介，与来访者展开对话时需要注意的几点。在现代，不仅仅是年轻人，许多大人也由于常常被覆盖于网络这样无需思考的空间中，变得无法思考、倾向于安适的反智主义。在治疗中，创造意象性建构物的第三领域，既是双重对话空间（"自我与他者"以及"自我和自我"），也使得来访者能够回顾和拿回"自我"，甚至通过治疗中的人际关系，培养来访者的观察性主体（森冈，2009）。

在现代这样一个难以使"可能性空间"发生功能的时代里，将梦引入治疗究竟促进了这种功能发生，抑或是适得其反，在这里谁都难以断言。即便如此，作为将梦引入治疗中的实践者之一，笔者多少希望能为那些迷失在现代的风潮之中的来访者有所贡献，将这些实际开展的实践传达给其他的实践者，期待这些成果逐渐积累并且壮大起来。

另：

阿诺德·明德尔认为，在人类的背后有被称为"梦"（dreaming）这样广泛的无意识体的存在，它对个人的"梦体"（dream body）施予共时性的影响，而在身体上引发梦境或病症。过程取向心理学以跟随这种梦体，帮助个人促进治疗性的过程发生为目的。同许多既有的心理学体系类似，该取向并不把病症看作是应该治疗的对象，反而认为

"病症或梦本身就具有自己的目的性"，从目的论的立场上去看待它们。过程取向心理学将荣格心理学中的梦的概念扩展到身体性上，可以看作是荣格心理学的一个延伸。

## ＜书籍导读＞

クォールズーコルベット, N., & マクマキン, L. ／ 山愛美・岸本寛史(訳). 2003.「女性」の目覚め. 新曜社

此书是来访者莱拉和咨询师奎尔斯·科贝特的共同创作，在学界十分罕见。书中有对莱拉的每一个梦的双方记述。读者可以一边想象在咨询的场面中来访者和咨询师的对话，一边随着咨询的进度来学习知识。从文献中学习梦的解析是很难得，这是一本珍贵的书籍。

森岡正芳. 2005. うつしー臨床の詩学. みすず書房

在听取意象之前，运用叙事的基本对话来进行咨询是十分重要的。通过本书，读者可以学到为了让咨询变得更加有效，作为咨询师需要掌握的技术真髓。

## ＜参考文献＞

藤見幸雄. 2007. プロセスワーク(3)―プロセスワーク
と関係性臨床心理学, 7(3), 395–403

藤山直樹. 2002. 可能性空間. 小此木啓吾(編集代表)
精神分析事典. 岩崎学術出版社, 69

森岡正芳. 2009. 対話空間を作る―インタビュー実践
としてのセラピー. 質的心理学フォーラム, 1, 39–48

Morioka, M. 2010. *Constructing the Double Dialogical
Space*. Sixth International Conference on the Dialogical Self, 30
Sept. 2010, Athens Greece

Morioka, M. 2014. *The Imaginative Area Created in the Psy-
chotherapeutic Dialogue*. Eighth International Conference on the
Dialogical Self, 21 Augt. 2014, Hague Netherland

仲淳. 2002. 心理療法過程におけるセラピストの夢に
ついて. 心理臨床学研究, 20(5), 417–429

大山泰宏. 2009. 新版・人格心理学. 放送大学教育復
興会

## 点评：梦的听取与叙事

森冈正芳

在本文中，广濑老师为"主体"一词赋予了深刻的含义。正如文中所介绍，"作为听者的咨询师先行地假定了作为叙述者的来访者具有主体的连续性（大山，2009）"。叙事从自身的次元中走出来，反而支撑起了来访者的主体。那么这里的主体究竟是什么样的主体呢？

叙事的成立是以能够将事件相互连接进行讲述的主体为前提。在本书上篇中，"因此在叙事的结构当中，无论如何无法忽视的是，选择事件、建立情节的主体——'我'。这样的'我'……评估着与对方的关系，选择自身体验的事件、将它们联系起来，然后讲述。"可以简单地这样理解，这里的"我"是创造出对体验的意义的主体。在临床以及对人援助的现场，对这个"我"进行支持这件事本身就具有治疗性的意义。

在临床的场面下，来访者首先会建立一个回顾自己、面对自己的场所。咨询师或援助者则维持着这个场所的安全，使它一直是一个被保护的场所。在临床性对话产生的时候，处于治疗关系的人与人之间放入任何媒介都是可行的。因此，对话被唤起，故事创造出对话空间。这一点正如广濑老师所述，对于临床叙事取向而言是基本共通的原理。

正如本书解说篇中所介绍，言语是最基本的媒介物。为了构成对话，言语对话题、主体、对象都具有指示性，与此同时这些语言也会指向特定的听者。即是说，语言的指示对象是双重的。为了支持这种语言的双重指向性，孕育了在两者之间可以主题化的对话。这就是心理治疗最基本的形态。

在两者之间使用到媒介物的心理治疗方法非常多。其中，绘画或梦等都在心理治疗中发挥着媒介性的作用。正是这种媒介性，拓展了心理体验的空间。而咨询师和来访者之间的对话，同样也是来访者与自己的对话。自己对他人所说的话，自己也在同一时间听取。叙述者的自我和内容中登场的自我之间，产生了心理上的距离。正因此，才使得叙述者能够冷静地看待体验，而赋予少许容许"游玩之心"存在的余地。广濑老师参照森冈（2009）在文中总结道，"在治疗中，创造意象性建构物的第三领域，即是双重对话空间（'自我与他者'以及'自我和自我'）"。

梦即便作为意象性建构物，也具有一些特别的功能。"但是，如果将治疗的目的放在与来访者共同去制作对梦的解释，又会怎么样呢？"这句话让人感觉到广濑老师将梦介入心理治疗的真挚热情。

在案例中介绍的初始梦，让我觉得意味深长。

咨询师不仅与A共有了初始梦中"阴影"课题的意义，还在后续的梦的报告中促进来访者与该课题之间进行联想，这里也可见咨询师的良苦用心。借广濑老师的话而言，这些治疗的进展正是"面对这些不可思议的现象"，"无论身心都需要保持开放"的态度使然。

在梦中出现了蛇，但是A早已预感到了它的存在。所以，A在那一个瞬间，脑海里的反应是"果然"。接着，在梦的场景里，A发现蛇的腹部是膨胀的。关于这部分感受，广濑老师进行了进一步的询问，才了解到，A在梦中所感受到的不知所措的感觉，和写梦的记录时的感觉已经有所不同。这才使得A想要赶走蛇，但是又不能赶走蛇，这种难以取舍的心情浮出水面。因为，梦常常寄宿着复合的感受。也是由于这样言语上的互动，"意象性建构物"被真实地建构出来。咨询师在这个时候，并不是对报告的梦的内容进行解释、赋予新的意义，而是首先和来访者共同去品味这个梦的世界。意象与其说是视觉的，不如说是身体感受式的。通过共有意象，听者心中也需要维持在那个"场"之中，才能感受到独特的身体感觉。

梦通过这样讲述和听取的方式，支持着这个人的主体性。正如广濑老师所言，由于听取方式的不同，来访者通过梦常常生成一些超乎自己想象的叙事。梦可以说是心理治疗当中具有丰富可能性的媒介物。当然，梦也不仅仅是媒介物。对于做梦的主体而言，梦具有最直接的现实感。梦可以说是被经历的故事（lived story）。

"在做梦的时候，会知道自己正活在梦的现实当中。梦总是具有自己固有的一贯性和秩序，梦中的事物又具有独特的存在方式、生成方式。这样一个进行中的现实、进行中的故事，伴随着任何辞藻都无法完全描绘的生气舒展开来。"（Petranker, 2004）

梦是一个独特的体验世界。梦首先会在他者（咨询师）之间被转化成被讲述的故事（told story）。所谓梦的媒介过程，指的便是这样的转化。意象性建构物是这个转化过程的产物。这样的过程，较之以语言媒介赋予意义，更富有身体性，也更富有生机。

## <参考文献>

Petranker, J. 2004, The When of Knowing. *The Journal of Applied Behavioral Science.* 20(10), 1–19

# 第五节

# 在当前护理教育中叙事取向的实践

纸野雪香

## 一、临床护理现场的现状和对叙事取向的期待

### （一）伴随着医疗政策的临床护理的现状

在本节中，将展示临床护理中叙事取向的实践形式，并对它的可能性进行探索。此外，本节也会着眼于逐渐从临床现场消失的交谈机会和场所这样的危机状况。

在日本，伴随着国家政策的出台，医疗费用被削减，护士的工作环境在发生着急速的变化。最显著的变化表现在患者的平均住院日数。一般患者的住院日数在 1999 年（平成 11 年）是 27 天，可是到了 2009 年（平成 21 年），则被短缩到了 18 日，也就是说在短短的 10 年内被缩短了 9 天（日本厚生劳动省《医疗设施（动态）调查》）。而且，在先进医疗的推进下，医院的经营方针变成了在短时间的住院期间完成高度的治疗。当然对于接受医疗的患者来说，尽快接受最先进的高效的治疗，早日出院是最理想的。

但是，如果站在提供医疗服务人员的立场上来看的话，临床现场为了在最短时间内完成先进医疗，则不得不加快速度，提高效率，并向成果主义倾斜。

在临床现场工作的笔者从亲身体验到的变化中，觉察到了患者和护士之间的对话出现了很大的不同，这个不同指的是护士陪伴正在疗养中的患者变得不那么容易了，甚至有时会由于一点儿差错而感觉被拉开了很大的距离。以前病人的住院时间为 30 天，在日常的交往中双方互相了解的机会比较多，即使一方出现了错误，双方也会有更多的机会去修复关系。但是，在现在病人的住院时间已经不足 20 天的情况下，就有可能会出现护士与患者被限制拉近距离的机会，甚至发生一方还没有来得及修复错误患者就出院了的情况。如果病房护士休息几天后再上班，甚至会发现几乎有半数的住院患者已经出院了。为了能够集中注意去关注新住院的患者，护士们不得不暂时让自己忘记掉那些已经出院的患者，或者即使是和患者之间有了短时间的近距离对话，也不得不暂时搁置。这样的现实环境无法保障医护人员对每一个患者有深入的关注。

这件事，当然也影响了护士之间的对话。护士们借助护理实践的现场，讨论彼此的看护观念、对患者的看法以及与患者的接触方法并交换意见，以此来提高自信心和行动力，让自己的意识发生积极的变化（木村，2004）。现在的调整虽然能在短时间内确保患者接受先进医疗，但这同时也会让护士失去迄今为止极为重要的通过亲身体验来学习、思考人与人之间互动交流的机会。在速度至上的医疗现场，如何解决护士们无法体会到护理的乐趣，只有疲劳积累的现状问题是临床护理的紧急任务之一。

## （二）现任护理教育的课题

针对护士正在失去对护理实践的交流机会和场所的现状，当下的护理教育采取的对策是多种多样的。大多数的培训都提到的共同的要素是：①通过临床实践的经验总结，使护士获得技能并提高技能，以及提高学习热情。②虽然个人和其自身的护理实践、所处职场环境因人而异，但护士们还是可以拥有加深内省的机会。（山田，2009）作为同时满足这两点的既适合自我内省又适合思考护理实践的叙事疗法受到了瞩目。

关于个人的生活方式和想法，观察者、专家等第三者的故事不一定是唯一正确的，只有当事人的故事才是真实的。像这样重视故事和述说的平等性的视点被称为叙事疗法（野村，2012）。从当前的护理教育来考虑的话，国家的政策和组织所要求的护理实践不一定是唯一正确的，护士个人的护理实践方法和护理观对本人来说才是真实的，而这可以说与国家和组织所寻求的护理实践有着同等重要的价值。

如果能够以叙事取向来思考自己的实践，那么即使在推崇速度至上和成果主义的社会中，容易被埋没的"我的护理实践"也会得到重视，并能够把它作为故事而进行言语化。如果"我的护理实践"能够被顺利言语化的话，那就更加容易被实践，有助于其成为护士工作的核心方针，并且让他们因拥有"我的护理实践"而产生主人翁意识。在国家政策和组织的绝对的"命令声"中，如果能够重新获得"我的声音""我的护理实践"的话，那么护士们会从中感到喜悦，从而变得能更加有自信地从事护理实践。笔者认为只有这样才能够克服当前临床护理上的种种严峻现状和课题。

## 二、创造能够叙述"我"的护理实践——叙事练习的概要

笔者正在努力创造护士们可以讨论自己实践的场所。有关场所的设定，不是聚焦于制作物语和讲述物语上，而是要以重视可以赋予共同意义的倾听者的存在为前提。

为了能从护士的视角来重新捕捉护理实践的现场，笔者在某综合医院中设定了"叙事练习"，叙事练习的目的和方法总结在表4中。以了解叙事取向的理论背景为目标，是这个练习的一个特征。笔者认为，了解理论背景是创造能更自然地进行叙事疗法练习的时间和空间

所不可或缺的。

在步骤 3"挑战如何生动地描绘'我的实践'"中的护理实践的记述方法，是以叙事记述的 4 个条件（門間，浅野，野村，2010）为基础的。这 4 个条件分别是：（1）叙述到了"我"；（2）叙述到了（二者的）关系；（3）护士是目送患者的伦理见证人；（4）用通俗易懂的语言记述。

表 4　"叙事练习"的概要

| 目的 | 根据学习和实践叙事取向[以叙述取向的理论为基础,接近对象(接近的方法)],寻求出自己的护理实践的意义,实现更加积极主动的生活 |
|---|---|
| 目标 | ①理解叙事取向的理论背景<br>②参照叙事取向的思考方式,尝试重新思考自己的实践<br>③思考②的实践方式,记述并说明其内容<br>④能够通过自我实践的语言,去思考叙事取向的可能性和极限<br>⑤说明自己通过叙事练习发生的变化 |
| 对象 | ·能胜任护理统筹职责但不处于管理职位的人<br>·能参加所有训练次数的人(不能仅参加一次) |
| 方法 | ·为期一年,一个月一次,一次三小时<br>·以少人数的讨论小组形式(必须提前准备报告和参加讨论) |
| 内容 | 步骤1:理解叙事取向的理论背景<br>步骤2:思考"我的实践"与叙事取向的连接点<br>步骤3:挑战如何生动地描绘"我的实践"<br>步骤4:思考如何描绘"我的实践" |
| 援助目标<br>(企划运营者的目标) | 在叙事取向的实践和成果报告中,能够提供理论背景以及有自己的关于与护理实践的连接点的看法、与内容相关的最新学术信息,并且可以提供让参加者进行有意义讨论的时间和空间 |
| 评价的视角 | ·当事人以新观点来思考至今为止的护理实践<br>·到新观点产生为止,参加者之间的对话过程 |

## 三、A 的个案

在这里，我们来介绍一下参加叙事练习的 A 护士的个案。

### （一）参加叙事练习之前的 A

A 聪明且身形纤细。她对参加叙事练习的护士们的经历和现场表现出浓厚的兴趣，并能够坦率地表达自己的感想和疑问。活动中以 A 的发言为契机，出现了频繁地交换意见的场面。A 以丈夫的工作调动为契机辞去了大学附属医院的工作，成为了一名哺育 1 岁多孩子的家庭主妇，她的生活以家务和育儿为中心。她说："我非常期待学习叙事疗法，我也希望可以早些回到临床工作现场。"

在笔者正专注于叙事练习中的记述课题时，A 发来了咨询的电子邮件。在邮件中，她说她有感受过与患者之间的心灵相通，曾有感动到忍不住要流泪的经历。虽然当时的喜悦依旧很鲜明，但是具体如何做到与患者心灵相通以及彼此间的互动，有关于这部分的记忆却已经淡薄了。一旦自己努力地要去描绘的时候就会不自主地想起和患者 B 之间关于"人活着是为了什么……"那样让人觉得很苦恼的话题。这同时也让 A 感到自己是不是想通过 B 的个案跟大家讨论。A 问是不是可以就这样写下和患者 B 的事情，还是写一个温暖的经验比较好，A 向笔者提问并寻求建议。

好像 B 的话题对一个护士来说并不是值得自豪的经历。但是当我们关注这样的经历的时候，是不是也是一个很好的尝试呢？笔者回答 A：不管怎么说，如果是要写的话，就请按照事实，自然地写下 B 的话题吧。然后我请 A 思考一下，A 想通过 B 的这个话题到底想表达什么，想让大家看到什么样的自己和什么样的经验，当然并不是用护理学的视角去评价它，而是用叙事的视角来考虑，希望获得什么样的启发。

## （二）A 记述的看护实践——没有反应的 B 和内疚的我

A 对 B 的话题进行了记述，并在第七次叙事练习中进行了报告。在这里，根据本节的目的，笔者把 A 所描述的内容进行了一部分的摘录。有关记述的表达方法，虽然没有对 A 的体验世界里的重要要素进行修正，但是为了读者更好地理解，我对关于医疗的略语加上了一些说明。

"今天也要上班啊……"想到那个叫个不停，如同暴风雨一般的护士站呼叫铃声，我就变得有些抑郁，但还是勉强支撑着自己沉重的身体从被窝里起来了。"真不想去啊……"我一边想着一边看了好几次手表，做好准备之后在最后一秒钟出了门。到了医院换成白色的护士服之后，心情不可思议地被整理了，甚至感觉刚才的抑郁情绪也变得淡了。在走廊上朝着护士站走过去，一路上听到护士站呼叫铃声响了又停了，停了又响了……反反复复。沿着病房朝着护士站走过去的途中，还能闻到大便和尿的臭味，以及医院独特的消毒液的味道。重病患者的病房门大多都开着，夜班护士们正在对患者们进行早餐后的护理。我看到还没有打扫干净的厕所、在洗脸处放着还没有清洗干净的营养瓶，心里感慨："今天一天一定又很忙啊！"……看着今天的接待预约表，我一边抑制着"今天肯定又是活太多干不完啊"的心情，一边抱着堆积如山的病历开始收集信息。从现在开始已经是和时间赛跑了，我尽量让闷闷不乐的心情消失，把身心全部集中在考虑患者的事情上。

靠护士站最近的某号房间在走廊的一侧，总是有些光线昏暗。B 就是在那个房间里。我觉得 B 是因为治疗自我免疫方面的疾病而住院的。为什么说"我觉得"，是因为在住院当时，B 能够独立完成日常生活，不需要特别的照顾，也不是我负责的，所以完全没有印象。这样的 B 在病房里变得有存在感，是因为一件突发的事情。

在假期结束后，当我回到了久违的病房时，感觉整个病房的空气都是乱糟糟的。我不知道发生了什么事，原来是 B 在从颈部插入 CV（中心静脉导管）时状态突然发生了紧急变化。虽然不知道详细的情况，但 B 由于大量出血引起呼吸道堵塞而无法继续插管，她在病房里接受了紧急气管切开手术，并安装上了人工呼吸器。之后她虽然转移到了紧急病房，但是心脏突然停止了跳动。经过抢救，B 总算心跳重新恢复了。在那之后 B 又被搬送去了 ICU（重症加强护理病房），但是由于没有恢复的希望，并且在 ICU 的治疗也很难继续，所以又被送回到了原病房。

第一次听到 B 的情况经过的时候，我十分震惊。但是现场完全没有可以把这种震惊说出口的氛围，医院的说明仅限于症状的恶化和副作用方面。实际上，在 CV 插入的同意说明中也有记载，B 的家人也签字了。但是一想到如果自己的亲人在医院发生了这样的事的话……我为我自己的无力感觉到恐惧。

B 躺在了被各种仪器和呼吸器包围着的床上，头发都脱落了，脱落的毛发被保存在空盒子里。因为是紧急的气管切开，所以显得头部比婴儿更不稳定，而且有一段管道也是非常不自然地从颈部突出来一段。B 的脸也因为类固醇药物的作用而肿得滚圆滚圆，手脚都没有肌肉，只剩下皮包骨头，但是肚子因水肿变得很大。B 的全身都涂着皮肤霜、裹着绷带，露出的皮肤甚至脚后跟都看起来很光滑。

一方面，从 B 的大学同学送来的千纸鹤以及正在交往中的男朋友送来的 DIY 礼物，都可以知道 B 曾经也是一个充满活力的普通大学生。另一方面，好像有人说红色有助于康复，所以 B 的病房墙上挂着用红墨水写的书法、柜子上贴着家族里长寿人的名字、红色的杯子、红色的浴巾、盒子是红色的点心，房间里的东西几乎都被统一成红色，而且房间的四个角落里也放有辟邪的盐巴。B 的房间里充满着一种异样的气氛。

"小 B，早上好！"我一边用明亮的声音对她打着招呼，一边打开了房间里的收音机。从收音机里流出了现在正流行的 J-pop 音乐。我在确认呼吸器的设定后，又确认了 CV 插入的部位和 B 的手上打点滴的部位，还整理了缠绕着的点滴管道并交换了若干个点滴。

我轻轻取下纱布（为了防止干燥而放置在眼睛上的纱布），并用笔灯照了照 B 的瞳孔。B 的瞳孔和平时一样依旧处于放大状态，我边在 B 干燥、充血的眼睛上轻轻涂上了软膏，边看着 B 瞳孔大部分都是黑色的大眼睛。不会闭合的眼睑、绝对不会互相接触的视线、没有聚焦点的眼睛。虽然有时我会注意到她左右眼的瞳孔大小出现了微妙的不同，从而感觉到稍稍的安心，但那个不同也不过是放大到 5mm 或 6mm 的不同而已。每次看到这双眼睛，"这个状态能说是活着的吗？""人活着是什么呢？""如果自己的亲人是这样的话""可能对家人来说无论是什么样子只要活着就有意义，但是小 B 真的幸福吗？她现在希望着什么呢？"等各种各样的想法充斥在我的脑海中。

和平时一样，当我把听诊器放到 B 的胸部的时候可以听到些许喉音，"小 B，我帮你吸痰哦！"我按下呼吸器的暂停按键，把呼吸器拿掉，一边确认氧气的数值，一边快速地进行吸痰，确认吸出了黄色和微微偏绿的痰。在这期间，B 的身体一动不动，无论我怎么吸痰都不会出现咳嗽的反应，脸上也没有痛苦的表情，也没有想要推开的手势，也没有咳嗽声，正常应该有的反应全部都没有。"滋滋滋"的声音响起后，氧气数值开始下降，我就暂时停止了吸痰，给 B 重新戴上呼吸器，确认氧气数值完全地回升了。

只有规律起伏的胸膛是 B 的身体确实想要活下去的表示。虽然在眼前躺着想要拼命斗争活下去的 B，但老实说，我完全感觉不到 B 活着的气息。这是一种虽然感觉不到活着的气息，但也知道病人没有死的感觉。可以说最贴切的说法是 B 是被动地活着。当然我们每个人都有因大自然和其他生物而感觉到"被活着"的瞬间，但与我们不同的是，B 现在是如同机械一般地生存着……只有呼吸、排泄、心脏的跳动。仅仅是这样的感觉。每 2 小时检查尿量，微调（控制尿量的）药物的量，如果没有高度的医学管理就无法生存下去的生命。虽然我微笑着跟她说话，但我的内心并不觉得她还活着，而同时我也感到了深深的内疚。

我想起护士长跟医生商量："这一周的治疗费是几百万，是医院出的。"由于 B 被指定为疑难病，所以家庭是不需要负担治疗费的。但我想，即使医疗费全部由家庭负担，恐怕家人也会尽可能地继续治疗吧。对这样想的自己，我又感到厌烦。当我立志想成为护士的时候，比起那些最先进的治疗，我想拯救的是医学上可以治好的却因为贫困和各种理由而无法接受治疗的那些生命。……如果是能治好的病却没机会接受治疗，这样的事情实在让人太悲伤了。世界上有只需数百日元而能够得救的发展中国家的生命，也有花费超过数百万日元也想去拯救的生命，这让我不由得就会想到世界的医疗差距和每个人生命的重量什么。明明知道给生命标上价格这件事本身就是不对的，但是在我的心里还是情不自禁地涌现出这样的想法。

……

插在上衣口袋里的 PHS（这是一种工作用的呼叫器，比手机带来的辐射和影响小）响了。"我马上来！"我这样应答道。这个时间段那个人来叫我是想要上厕所吗？还是洗完澡后要涂软膏？我一边这样想着病人叫我的原因，一边走出了 B 的病房。走在走廊时，我努力把之前的各种各样的想法都藏在脑海深处，把注意力全部都集中在眼前的患者上面。

接着又到了每隔 2 小时就要做的生命体征检查（Vital check），我再次走进 B 的房间。看到那对瞳孔，我又想到了同样的事。

## （三）报告实践的记述，讨论结束后 A 的记述（前半）

——让我可以保持本真的安心感

A 在叙事练习中报告了有关自己在大学附属医院工作第三年时的经历，并和其他护士们进行了讨论。A 的报告结束后，有人小声说：

"我懂那样的心情……""确实会有那样的想法……"参加者对类似的经历和痛苦，进行了认真的对话。A再次回顾当时的经历，并在下一个月的第八次叙事练习中报告了如下的记述：

虽然叙事练习被定位为培训，但和普通的研修不同，它不被语言的意象所束缚，因此它有着相应的自由和相应的不安定。虽然最初感到有一些困惑，但是从第五次开始，参加者们也变得慢慢地接受了叙事，就像冲浪一样，大家都有在乘风破浪的感觉。之后的每一次练习都变得如此的快乐和让人期待。

就在这样的情况下，上一次我跟大家共享了我的实践。那个沉重的内容，至今为止我都十分犹豫提起，但在那个场合我却没有丝毫的犹豫。我在报告的时候，没有一丝停顿，只听到纸张一页一页地翻过去的声音，空气也渐渐地变得沉重。在我报告结束后，现场出现了一段沉默的时间，参加者都没有说话，但我仍然从大家认真的目光、表情和端正的坐姿中，感受到了自己被接纳的那种安心感。

虽然B一直在我心里，但是我从来没有和谁说过这件事，甚至和自己亲如闺蜜一起并肩努力的同级生以及恩师也没有。在以生存下去为大前提，为了实现恢复健康而坚持治疗的日常护理中，我觉得对B"不觉得她仍然在活着"这样的看法本身，就好像作为护士是不能拥有的。同时，对同事说了之后同事到底会怎么看我呢，想到这个我又很担心。受社会和大众对护士应有的姿态的期待束缚和在"病房要治疗疾病"这种大环境下，护士没有场所可以叙说自己的小物语（故事/话语），况且即使有这样的场合也不一定能够叙述得出来。

只有和大家的相遇，在这样的空间里，自己才可以安心地去叙述。因为只有在这样的空间里，我才确信可以安心地把自己和自己的内心完全交出来。在这里并不是让我拿出什么成果，在这个地方我感觉到大家是对我个人有兴趣，也相信自己绝对不会被否定，我可以按照我的原样存在。大家一起学习了叙事疗法这一理念，有时也会一起读一些难懂的文献，也不需要不懂装懂，可以和大家一起分享读不懂的地方，可以一起思考，可以把各自的意见平等地互相交流，可以安心地一边动摇一边一进一退地仔细交换想法。在讨论中我们看到了彼此的护理观和价值观，在这样的过程中我感觉到自己在这个时间和空间内被保护了。

## （四）报告实践的记述，讨论结束后 A 的记述（后半）

——开始"活"了的 B

在第 7 次叙事练习结束的夜晚，我收到从 A 那里发来的"B 开始活了！"这样内容的邮件。具体是"我在被窝里想了很多东西，突然意识到一些事情，我想现在马上把这些感悟告诉你，于是就离开被窝爬起来写了这封邮件"。虽然我自认为知晓叙事的力量，但还是对 A 的这封邮件感到了惊讶。

笔者告诉 A，希望她在下次的叙事练习中报告并跟大家共享。于是 A 以邮件为基础，在第八次练习中发表了"开始活了的 B"的记述：

我和大家一起讨论了为什么我当时不能感觉到 B 仍然活着的原因。首先，我不了解病情突变前以及生病前的 B。也就是说，因为没有与 B 建立起关系，所以不了解过去，也看不到未来，更谈不到如何对 B 护理和帮助 B 恢复。除了年轻的生命，我几乎无法感受到患者的意愿和辛酸。我整理了自己不能感受到 B 活着的理由，内心没有 B 在活着的感觉。我虽然知道不能把不通过语言的交流不算作是交流，显示器所传达的 HR 波形（心电图）、$SPO_2$（血氧饱和度）、体温、呼吸状态，都是患者的身体对我发出来的信息。虽然我都明白这些，但仍然不能感觉到 B 是活着的。

那天我和其他参加者分享了我的体验世界，并交换了意见。可培训的时间过得很快，感觉一下子就结束了。当我回到家后，我仍然很兴奋，突然有点马上想回到患者身边工作，想要立刻回到病房现场了。

虽然我回到家就立刻回到了家务和照顾孩子们的日常生活的状态中，但是脑海中一直回想着与其他参加者和老师的话语。特别是某个老师说的："能够引发你那么多复杂的情绪，肯定是 B 发出了什么信息了吧！"这句话让我回味良久。老师的话语让我回想起 B 茫然的眼睛，但当时我没有特别察觉到什么。

夜里躺到床上时，我一边听着参加者的实践，一边接二连三地想起了那个时候患者的很多事情，总觉得那些参加者的话语就好像在自己的身体里燃烧了起来。我越来越睡不着了，培训中大家的话语、在 B 身边工作的自己，让我的想法越走越远。"信息……信息……"当觉察到"没有反应"（消息）的瞬间我一下子明白了。本来应该只有数毫米的瞳孔竟然有 6 毫米、没有瞳孔反射、不会闭上的眼睑，这些不是普通的信息，没有反应并不代表没有信息……当我这样想的那一瞬间，发生了非常不可思议的事情：

小 B 突然在我的身上重新开始活了！！

就好像为什么我觉得 B 已经死了那样，她开始活了。

从那以后我感觉我收到了很多 B 传达给我的其他消息，就好像 B 开始跟我说话了。比方说生与死、180°不同的 B。我自己也真的很吃惊，忍不住要起床写下来告诉大家。

开始时我只是想和大家分享这个小故事，让大家感受到我的内心，可只是这样的开始，就发生了如此的变化。

叙事的力量真得很厉害！

我第一次和别人分享了自己的"未曾谈论的故事"，可是大家看到了我的物语，并和我一起站在了我生存的世界里。通过在叙事练习中和大家的讨论，我和 B 之间的关系发生了变化：通过对话，至今为止不觉得仍然活着的 B 的物语（故事）发生了变化，因此产生了我的新物语。

在叙事取向的实践中，不需要去寻求改变，但在面对患者的时候，我总会不自觉地想要寻求改变。不知的立场是什么，叙事指的是什么……当听到这样的话语时，我还是会想在某个地方寻求一些方法论。这样的思考方式本身就是逻辑科学模式。另外，读《扩大空间》这本书的时候我也好像似懂非懂。但是通过面对这次自己亲身经历的对话，我发觉变化并不是目的，变化只是一个附带的产物，同时我也实际体会到了空间的扩大感。

感谢和各位参加者的相遇，感谢大家参与了我的物语，并和我一起创造了一个新的物语。

## 四、讨论——从叙事疗法的观点来重新讨论护理实践的具体方法和效果

A 把至今为止都无法和别人谈论的 B 的事情和大家进行了分享。在分享之后，A 感受到了真实的自己被接纳所带来的安心。那为什么以前都一直无法说出来呢？这是因为被社会和人们所期待的护士应有的姿态束缚，在大学附属医院中的恢复治疗的大物语（环境）下没有场所可以叙说自己的小物语。在大学附属医院的环境中，医者只有拼命地不停奔跑。这样的现实是多么的严峻，我们从 A 的叙述中可以生动地体会到。同时，我们也看到了，对这样的自己一直感到内疚的 A 开始行动了。

在 A 身上开始出现了新物语，这样的现象在以往的护理学的框架中是很难发生的。在实践是否恰当这一观点中，或者说在 B 和她的家人有着的健康问题是否因护理实践而得到解决这一看护学评价的观点中，叙述"愧疚的我"就是偏离主题了，反而有可能更加逼迫到"愧疚的我"。

对于在学护理专业的学生时代就开始学习如何写以科学根据为方法做客观护理记录的护士来说，遵循叙述疗法的记述条件来记述实践是非常困难的。在护理记录中，不能把"我"写在主语上，不能记载和科学根据背道而驰的主观看法。比如说，有关瞳孔反射的确认和吸

痰的记述，在护理记录中"没有瞳孔反射，左 5mm、右 6mm"，以及"吸出了黄绿色的痰"这样的字句是合适的。如果按照叙事取向，A写下的记述甚至可以说是"描绘"的内容。A 并不是直接写下自己的心情，而是在微细地描述中注入了心情。虽然没有直接写下来，但是A 在高度紧张的医疗现场中的矛盾的、烦恼的身影确实存在着。这样的叙述，是在 A 学习了叙事取向的理论背景之后，在有了领悟之后写出来的。这不是简单的日记，而是意识到了叙事的要点和理论之后的记述。

在记述 B 的时候，温暖的听众的存在亦是不可缺的。那是一个完全被保证了的时间和空间，你可以说出自己的内疚，没有人会责备你，你也不用为自己辩解。我认为，为了让这些记述可以出现，护士们创造了这样的空间才是最重要的要点。在叙事练习中，我们一起解读了 Anderson 和 Goolishian（アンダーソン，グーリンシャ，1997）所提倡的"不知的立场"以及"自由的对话空间"的文献，探讨了在护理实践场面中的具体情况。参加的护士对别人的物语带有敬意的"不知的立场"，成就了最重视叙述者的意义和经历的"自由对话空间"。正是因为这些，叙事取向的实践才得以实现。

接着，笔者想讨论一下 A 回家后一直萦绕在她脑海的那句话："能够引发你那么多复杂的情绪，肯定是 B 已经发出了什么信息了吧！"这是笔者说的话，直到被 A 说之前，笔者都忘记了自己说过这样的话。

在第 7 次的叙事练习中，笔者一边倾听着 A 的故事，一边对 A 所说的不能感觉 B 到底是活着的还是死着的话感觉到非常不可思议。这是因为在至今为止的叙事练习里，从 A 对其他护士的叙述和描述的发言中，笔者认为 A 是可以感受到 B 的生命的。A 能写出那么丰富的记述，这也正是因为她和 B 之间拥有足够的接触和联系，而且她辞职几年之后还一直把 B 放在脑子里，从这个角度也可以解释为 A 认为 B 是活着的。在这里笔者并不是想教育 A。"即使像 A 那样的人，在自己投身于实践的旋涡当中时，也会有这样的感受啊。明明在心里涌现出这么多的感情，为什么还不能感觉到对方是活着还是死了呢？这是一种什么样的感觉呢？一定是非常的辛苦吧？"这是笔者从朴素的疑问中产生的感受。从 A 早上起床之后到达病房的风景中，对 B 的病房的描绘里，对 B 实施吸痰的过程中，A 身着白大褂的样子里，我们看到了她的体验世界。

如果笔者从培训负责人的立场，强烈地意识着由于叙事取向而带来的变化的话，那就可能对 A 说不同的话了。在叙事练习中，笔者自己暂时放下了自己的立场，以不知的立场去倾听护士们的讨论，这也帮助了护士们去生成新物语和赋予意义。

整理以上的内容，我们可以从叙事取向的视角来重新思考护理实践，从而提出三个具体的方法：

①创造出温暖的，倾听者能够自由讨论的场所。

②在叙事取向的理论背景下写下详细的叙述。

③带领者也要把自己的角色放到一边，以不知的立场去倾听。

这些事情可在各种临床现场进行尝试，通过活跃的讨论，才能产生"我的护理实践"的新意义。

本节的内容得到了科研费基盘研究（C）课题号 24593283 的资助。

本文是以发表在奈良女子大学大学院人间文化研究科年报第 29 号的论文为基础，加以修正补充的。

## ＜书籍导读＞

アンダーソン, H., & グーリンシャ, H. ／ 野口裕二・野村直樹(訳). 1997. クラインとこそ専門家である一セラピーにおける無知のアプローチ, S.マクナミー& K. J. ガーゲン(編). ナラティヴセラピー一社会構成主義の実践. 金剛出版, 59-88

　　这本书在我们组织的"叙事练习"中，作为理论学习的背景书籍，大家和 A 一起反复读了好几次。这本书从广阔的视角讨论了各个现场是如何进行叙事实践的。建议大家阅读。

勝山貴美子. 2003. 暗闇の世界はどうですか. 小森康永・野村直樹(編). 現代のエスプリ433. ナラティヴ・プラクティス. 至文堂, 85-97

　　这是一篇在考虑护理实践中的叙事取向的基础上而完成的论文。读完本文，可以清楚地了解到从"不知的立场"提出的疑问本身，以及之后的叙述者的变化、倾听者（作者）的变化。

紙野雪香・西本久美子・内本千雅・吉井輝子・野村直樹. 2012. ナラティヴって? - 看護実践における応用. 看護実践の科学, 37(10), 8-55

　　这本书刊登了我们所开展的"叙事练习"的具体内容，以及除 A 以外的参加者的记述，希望能够成为读者们实践时的参考。

## <参考文献>

アンダーソン, H., &グーリンシャ, H. ／野口裕二・野村直樹(訳). 1997. クラインとこそ専門家であるーセラピーにおける無知のアプローチ, S. マクナミー& K. J. ガーゲン(編). ナラティヴセラピーー社会構成主義の実践. 金剛出版, 59-88

門間晶子・浅野みどり・野村直樹. 2010. ナラティヴ研究の可能性を探るーシングルマザーの社会的苦悩を通して. 家族看護学研究, 16(1), 21-32

木村敦子. 2004. 卒後４～５年目看護師の自己教育力の育成ー院内継続教育として開催した事例研究会の効果. 加古川市民病院誌, 10(5), 7-10

小山田恭子. 2009. 我が国の中堅看護師の特性と能力開発手法に関する文献検討. 日本看護管理学会誌, 13(2), 73-80

野村直樹. 2012. 第７話. 学習Ⅰ―親切なライオンは実在する?!　みんなのベイトソン. 金剛出版, 61-70

## 点评：在当下护理教育中叙事取向的实践

森冈正芳

在护理实践中出现获得"我的声音"，这是纸野老师从最前沿的医疗护理现场发出的迫切申诉。如果能够以叙事疗法的视角来思考自己的实践，那么即使在追求速度至上和成果主义的当今社会中，那些容易被埋没的"我的护理实践"也会得到重视，并能够把它作为故事而进行言语化。……如果能够重新获得"我的声音""我的护理实践"的话，那么护士们就会从中感到喜悦，变得能更加有自信地从事护理实践了。于是以叙事视点为基础的、重新讨论护理实践的"叙事练习"就在某个综合医院中定期展开了。

本文表4是叙事练习的框架。为了能够进行叙事练习，保证人、场所、时间，都在一定程度上为参加者提供了安心和被保护的感觉，因此是不可缺少的。另外，因为是分享护理体验的培训，所以会有特定的患者多次出现在话题里，因此也需要制定某些规则框架。不过，这个规则并不是一般化和固定化的东西，要按照各自的医疗现场来设定。在纸野老师的实践中，目的和目标是明确的，在方法步骤中也是设定成各个小阶段的，很具体，也很简单易懂，可以作为我们的参考。

练习的内容特别强调了"我的实践"。在叙事练习中，用第一人称形式来讲述是基本设置，但是在医疗护理或是心理临床的世界中，用第一人称记述事例是一件相当大胆的事情，可能这种做法会不被理解，甚至招致误解。在本文中，纸野老师也说道："对于在学护理专业的学生时代就开始学习如何写以科学依据为方法做客观护理记录的护士来说，遵循叙述疗法的记述条件来记述实践是非常困难的。在护理记录中，不能把'我'写在主语上，不能记载和科学根据背道相驰的主观看法。"

但是实践具有说服力。关于记述方法，纸野老师的设置也很周到。实践的记述方式——叙事的记述需要具备4

个条件：（1）叙述到了"我"；（2）叙述到了（二者的）关系；（3）护士是目送患者的伦理见证人；（4）用通俗易懂的语言记述。

在这个练习中，护士 A 的护理实践故事给人留下了深刻的印象。

B 是一个女大学生。她没有了瞳孔反射反应，在医学上可以认为是已经没有了恢复的可能。B 在住院期间病情突然发生了变化，正在接受高度延命的治疗。在病房里还放有来自她男朋友的礼物。这是一个令人痛心的场景。这样的患者 B 能够重新活过来吗？通过 A 的叙述，虽然不是医学意义上的复苏和恢复，可是 B 在护士 A 的心中开始复活了。这到底意味着什么呢？

在那之前，纸野老师充当了 A 的咨询师角色，倾听她的护理体验。A 讲述了个人关于护理 B 时感到的迷惑和烦恼。这样的关系支持了这位年轻的护士。

纸野老师在叙事练习里，述说了以下的感想。

"能够引发你那么多复杂的情绪，肯定是 B 已经发出了什么信息了吧！"这句话说进了 A 的心里。在那之后，B 就开始能在 A 的心里说话了。

纸野老师对 B 的话题，并不是从护理学的角度来进行实践的评价，而是告诉 A："当用叙事的视角来考虑的时候，希望你能获得新的启发。"也就是说，从叙事疗法的角度来说，叙事拥有的"此时此处"（its meaning now）的意义非常重要。

虽然场景不同，但在本书下篇第一节的事例中，岸本老师报告的临床体验和护士 A 的报告有着相互重叠的部分。岸本老师坐在不用语言去说话的患者身边，"就算无法用言语的内容产生联结，但也想是否可以用其他超越言语的东西来产生联结呢？在人工呼吸器机械地反复换气的过程中，我在意识水准以下，一心一意地反复思考患者的事情，以及患者夫人和患者女儿所说的话语，努力尝试进入平躺在病床上的患者的内心世界"。从这个尝试中，岸本打开了与患者相联结的其他频道。对于这样的"倾听"，还有很多很多我们解不开的谜题。

A 的冷静描述非常精彩。她很细致地描绘了 B 病房的情景。在这样的情境中，护士 A 一边在勤勤恳恳地完成每天的护理，一边在自己的心中喃喃自语着。在这些喃喃自语中，A 详细地描绘着内心的话语和感受。"能写出那么丰富的记述，这也正是因为她和 B 之间拥有足够的接触和关联，而且她辞职几年之后还一直把 B 放在脑子里，从这个角度也可以解释为 A 认为 B 是活着的。"纸野老师这样说。在这里我们看到了纸野老师真诚地倾听对方的姿态，并从中提出意义深刻的"提问"。这就是和 A 交汇中产生的发现，我想我拜读的这些具体事例正是关于不知的立场，以及从中生成的新产物（new come）。

在医疗现场中，能够冷静地捕捉到细节变化的观察的眼睛是不可缺少的。护士们在前辈的经验中学习训练一双专业的眼睛，在护士站的会议里从回顾患者们日常生活的样子中反复学习。专业人员的智慧是这样一代代相传的。但是，在现代，这样的成熟者对初学者仔细传达这些有形无形的智慧的时间和场所已经慢慢不存在了。在高速系统化的医疗过程中，希望能扩大并维持叙事练习的场所。

# 第六节

## 绘画疗法与叙事
——交织着作者、作品(征兆)、读者(观众)和鉴赏(解释)的对话

角山富雄

> ……一座优秀的城市里,房子就应该像老女人的牙齿一样零乱不齐(Or donc, une bonne ville doit avoir ses maisons mal plantées, comme les dents d'une vieille.)
>
> 艾柯《波多里诺》(Eco, 2000, chap.13)

## 一、宫娥

17 世纪的西班牙宫廷画师委拉斯凯兹(Diego Rodríguez de Silva y Velázquez)的名画《宫娥》(*Las Meninas o la familia de Felipe IV*)(图 2)总让人越看越觉得不可思议。这位画家到底想要透过绘画表达什么呢?很多人都试图破解其中的玄妙。20 世纪的哲学家福柯(Foucault, M.)在《词与物》(*Les Mots et les choses: une archeologie des sciences humaines*)(Foucault, 1966)的第一章中对这幅画进行了充分解读。除了画家(作者)、画作(作品)、鉴赏者(观众)的关系,福柯在解读中

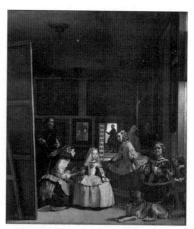

图 2 《宫娥》

并没有涉及该作品之外的其他任何素材。这也和来访者（Cl）——征兆（症状）——咨询师（Th）三者之间的关系或绘画——叙事——意义解释之间的关系，有异曲同工之妙。

画面中央站着的玛格丽特小公主正朝这里看来。她的四周围绕着宫女们和一条猎狗。在左边，画家本人手持调色板和画笔也看向这里。左侧的巨大画板却背向着这边。画家在画板中画着什么呢？可能是公主和宫女们都能够看到的事物吧……但是，一个男人打开了画面深处的一扇门。从门外射进来的光线均匀地散布在室内，并落到了门左侧的一面镜子里。透过镜子映出了一男一女两个人影，正是国王腓力四世（Felipe IV）和王后玛丽安娜。原来这是在为国王和王后画肖像画啊！而国王和王后所处的位置，既是画家笔下的模特的位置，又是画中场面的旁观者的位置。"当被画家的眼睛捕捉的瞬间，鉴赏者也已经同时被强行带入画中了"（Foucault, 1966, p. 21）。画板上到底画着国王和王后的肖像呢，还是我们这些鉴赏者的肖像呢？但画板始终背朝着这边，在看不见的画板上交错着模特和鉴赏者的肖像……

画（作品）中的画家（作者）的视线注视的不仅仅是模特，连我们这些鉴赏者都被映入其眼帘。鉴赏者对绘画的解释及解读也被自然地融入画中。结果，画家和模特、鉴赏者三者之间便展开了相互对话。这幅画就是如此的不可思议。与其说是画，不如说是变成了画家和模特、鉴赏者之间对话的场景。在画家视线的诱导下，画中潜藏着的三角形尤为显著：顶部是画家的眼睛（这是能够看到的），底边的一点是模特所在的位置（这是看不见的），而另一点则是画在画板中的画像（这也是看不到的）。

画板里的可能并不是国王和王后的肖像，也有可能是鉴赏者的肖像。每当和鉴赏者视线相对的时候，画家是不是用画笔在国王和王后的肖像上画鉴赏者的肖像呢？然后再在上面继续画国王和王后的肖像，这样反复覆盖地作画。这种反复作业是画家和模特、鉴赏者之间的对话，从而产生出三者共通的意义作用（representation）。由此推测，这幅画一定是将具有意义作用的框架本身画成了画。因此，无论是从鉴赏者的主观视角，还是模特的客观实在性角度，都不能去推测该画的意义。只有跨越主观和客观，从画家、模特、鉴赏者之间的对话中流露出的稳固关系，才是这幅画真正的意义所在。

## 二、绘画解释、叙事解释的"协调"

如果将委拉斯凯兹的画和精神分析的诸多表象（征兆、症状、梦），叙事及非语言表达（举止、绘画、作品等）进行比较，就会发现后者具有的意义离前者是多么的遥远。精神疗法并不具有像委拉斯凯兹的画那样联结"画家（Cl）——作品（表象）——鉴赏者（Th）"的作用。Cl、Th 和症状等表象并不一定属于相同的意义世界。因此，来访者无法掌握自己的症状或梦的意义。如果咨询师也对此不明确的话，即使与来访者运用同一种语言，也只会导致二者之间无法相互汲取真意。双方只能随意地相互解释症状或梦的意义，甚至对方的想法。咨询师通过叙事、举止、绘画等媒介，人为地解释来访者的症状及内在。所以，叙事解释和绘画解释可以被当做成精神疗法中的重要宝物（技法）。

但是，"解释"在拉丁语中是 interpres（inter＋pretium：等价物），原义是对文本的注释、代言，与咨询师和来访者之间分享的意义又是不一样的。而基于精神分析的症状解释或来访者的内在诠释，则是适合通过"可见的教材：叙事或举止、绘画等"的过滤，来刻画出"不可见的意义：来访者的症状和内在"，人为地达到一种收支平衡，也就是协调的目的。只是，所谓解释，多数是立足于主观之上的东西。因此，不仅是临床绘画测试解释或叙事解释，在来访者和咨询师达成合作进行绘画疗法的场景中，也经常会留有来访者与咨询师双方主观的影子。解释与误解之间的距离只有一纸之薄。因此，常有言道，精神疗法中比起精准的解释，重要的是如何高明地误解对方。

## （一）解读绘画——临床绘画解释

笔者认为绘画的临床解释自 19 世纪以来，主要基于三种模式[1]发展。第一个是中世纪以来以图像学（iconographie）、图像解释学（iconologie）为主的学派（鸽子是耶稣或基督，代表和平，骸骨代表死亡等）。第二种则是依据精神分析的象征解释流（庞大的人物像是自我膨胀，而粗壮的手掌、手腕象征表达着无意识的攻击性等）。第三类便是来自道德疗法[2]（Moral therapy）的解释模型［复制图形的非整合性是道德障碍的标志（Seguin, 1846），对人物像精细巧妙地描绘是智力发展的象征等］。

另一方面，绘画测试（人物画、家庭画、树木画等）或绘画疗法时，来访者和咨询师之间的关系，经常会被解释为是来访者根据咨询师的绘画指示随之做出绘画—语言反应的框架关系。由于这里会带有咨询师主观性的影子，违反了咨询师指示的绘画就是道德障碍的证明，绘画甚至会被看作来访者在无意识中反抗咨询师指示的证据。

## （二）解读叙述——临床叙事解释

叙事疗法的临床解释也有三种基本模式。第一种是各个叙事中包含的时代文化要素（HIV 或女权主义等的概念意义），这个应该可以对应绘画解释中的图像学、图像解释学一派。而第二种也是来自精神分析学派的要素（比喻表达、失言等）。第三种则是从语言中的语用

---

[1] 有关时代、文化、思想、理论等"思考方式"的框架。

[2] 19 世纪以后，在西欧，尤其是在法国，智力障碍、精神障碍等被认为是道德的扭曲（Seguin, 1846）。"道德"（moral）其实是比较难译的一个词，它是古罗马文人西塞罗（Cicero）根据希腊语的 ethica（伦理）一词的拉丁语义创造并以"moralis"为语源的一个新词。原义带有"深陷内心、无法脱离"的意象，意思上更接近于"良心的苛责"。至此，19 世纪后的精神疗法也被称作"道德疗法"（moral therapie）。可以把"psychotherapie（精神疗法）"想作是，以"psyche（息、精神）"为媒介来矫正道德扭曲的取向。

论出发［如表达意图（intent）和表达内容（content）的解离，双重拘束（double bind）等］。

另一方面，关于叙事取向中来访者和咨询师的关系，一般都会从自我叙述和半结构化的访谈等构造化的框架来说明。由于这也带有咨询师的主观色彩、反映咨询师（社会）的意识形态，一旦违反咨询师（社会）的叙事就被当作道德障碍，即绘画被看做是对咨询师（社会）无意识的反抗的证据。

### （三）绘画、叙事的技法

有一种以自己画的树木画或家庭画为题材，进行连环画式的故事创作，从而促进来访者成长的技法（角山，2005，2007）。这是一种来访者用自己可以接受的方式施以的解释（叙事），是 PDI 的一种变式（post drawing inquiry：比如说，在家庭画中可问，"这位家人正在干什么？" "在这之中如果有一个人离开的话会是谁呢？"等）。反之，临床当中，也有运用绘画来促进来访者对叙事做进一步解释的操作。当来访者说"做梦了，但是没办法好好说明"的时候，咨询师可以尝试诱导对方"那要不要试着把梦到的情景画出来看看"。随着来访者将梦境进行绘画，也可以促进来访者将梦境言语化。无论哪种情况，技法的要点在于，咨询师需要着眼于从绘画解释中得到的故事，和叙事解释中得到的故事之间产生的偏差和矛盾，以这些特点为线索，就可以试着去对来访者（的征兆）进行根本（meta）水平上的解释。这类疗法并没有太多因侵入性而伴随过度解释的风险。所以，在笔者的临床经验里，对虐待案例、解离症例、PTSD 症例的治疗实践中发现，这些方法功不可没。精神疗法中开展对话的窍门在于，止于可以讲述的对话范围，止于可以描画的绘画范围。如果过于关注解释的整合性，很有可能会带来阻碍来访者自我恢复的副作用。

## 三、案例解读

### （一）绘梦

接下来介绍一下案例。图 3 是一位患有嗅觉相关症候群（ORS：olfactory reference syndrome，又名自我体臭恐惧症——译者注）的 20 岁女性（K）所画的有关梦的情景。嗅觉相关症候群患者非常介意自己在周围人眼中的形象，它是日本人特有的一种社交恐惧的亚种症状。该症患者总认为自己会散发出令周围（社会）人不悦的身体异味，这是这个恐惧症状的核心所在。

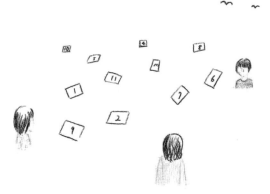

图 3 　《梦》（嗅觉相关症候群，女性，20 岁）

"即使想着自己不臭，但每当看到周围的人用手捂着鼻子的时候就会马上感到焦虑、恐慌。和家人在一起的时候、自己一个人独处的时候倒不会很注意。如果电车里的乘客很少的时候也没有那么介意。"虽然 K 从一开始就能比较清楚地讲述自己的情况，但是有关嗅觉相关症候群的事却从来没有对家人或朋友讲过。貌似 K 从前就不太擅长对别人讲述自己的事情。她也回想不起从什么时候开始注意到自己的异常的。对于自己现在失业的事 K 也没有详说，虽然她有在找工作，但是却没有目标。最后 K 只是含糊其辞地说道："明明是我自己想要来咨询的，结果却不讲自己的事情的话，应该很奇怪吧。"

某次咨询中，K 讲到自己"昨晚做了个梦""虽然没办法详细描述，但好像有几块四角板浮在水面上……"最近，K 好像都做了同一个梦。虽然醒来时的感觉很奇妙，但细节部分却无法回想起。咨询师试着邀请 K 将自己梦中的情景画画看。虽然一开始 K 有些踌躇，但最终还是相对愉快轻松地画了一张画。如图 3 所示，画中有三个人。在三个人围绕着的画面中央，有几张写着数字的四角板。

## （二）围绕绘画的叙事

在画完之后，K 对自己的作品进行了解说：

"这三个人，两个是不认识的女人，一个应该是我自己。但哪个是我，我自己也不清楚……四角板漂浮在海上。每一张大概都是 20cm 的四方形。三个人都正在捞捡这些四角板……我捡到了写着数字 2 的板子，翻过来看上面画着钢琴的图像……"

围绕着这幅画，之后咨询师和 K 又进行了如下对话（PDI）：

"从数字开始联想的话……中学时候的学号是 2 号，自己的生日也是在 2 号。我自己不仅不会弹钢琴，还不会看乐谱。我只是在电视里看过一位 60 岁的男性弹钢琴。这位老人有点像学校音乐教室挂着的作曲家。特别厉害！我自己要是也会弹钢琴就好了……但是，其实我从学生时代开始就一直很讨厌音乐课，也讨厌中学时的合唱汇演……说起来，昨晚的梦之后，我好像又做了一个梦，是一个去现场看猜谜节目录制的梦，只是具体内容回想不大起来……"

那一天，K 非常流利地以这幅画为题材和咨询师聊了自己做的梦。然后，话题开始转向 K 自己前几日做的梦：

> "梦中的自己正睡着……于是乎好像有什么东西压在肚子上……无法动弹，也不能出声……突然身体猛地掉落下来……正想要和谁说话的时候，上排的牙齿全部断落在嘴里……吓醒了……"

以这次绘画为分界点，K 的嗅觉相关症候群微微有所收敛。虽然 K 还是有些介意自己身体是否发出异味，但好歹变得稍微能够忍受了。"可能是在中学的时候，开始在意自己身上的异味吧……因为有不好的回忆……只是，那些还不能说。"……对此，当笔者回应"但愿有一天能够说出口就好了"的时候，K 含着泪说"从来没有对任何人说过"。

数月之后，K 告诉咨询师自己找到了工作的同时，也宣告着咨询的结束。至于为什么自己会得嗅觉相关症候群的原因，"虽然自己有点头绪了，但是现在不太想和咨询师说。对不起，什么都不说就再见了……"

# 四、不可理解的画和不完整的叙事

## （一）"梦的画"的绘画、叙事解释

我们把 K 画的《梦》（图 3）和委拉斯凯兹的《宫娥》（图 2）比较一下。两幅画都在画中出现了作者的身影，不同的是，K 的画并没有设置将鉴赏者（咨询师）拉入画中的陷阱，且不清楚自己是三人中的哪一个（捡到的卡号是 2，与自己的学号、生日一致，这就是表示身份的象征）。在 K 的画中，并没有允许来访者进入画中并分享画中的意义。对 K 自身也只是暗示了自己来历（学号、生日），画本身所具有的意义并没有展现。

如果从临床绘画解释的角度，对 K 的画又能如何地去解读呢？比如人物像的背影表达（如果这个背影是自己的话）在精神病理学看来是抑郁情绪的绘画象征。海（水）在精神分析里是象征着退行的倾向。那画面右上角的鸟群是不吉利或者预期焦虑的意思吗？（画面右边从图像学来说意味着未来，鸟群则可使人联想到 1890 年梵高晚年自杀前在 Paris（巴黎）近郊 Auvers-sur-Oise（瓦兹河）边画的"Champ de blé aux corbeaux：麦田里的乌鸦"。）在 K 患有嗅觉相关症候群的背后，夹杂着因失业而造成的对人焦虑、预期焦虑、抑郁情绪、退行性依赖愿望等。

像这样的绘画解释，再加上 K 以绘画为契机讲述的梦等，都有关联的叙事在支持。K 因为自己的失业而感受到内疚。很有可能 K 一直以来对自己都是没自信的。而在梦中，写着数字 2 的卡片翻过来就是钢琴的图像，可以解释为象征愿望达成和与现实的解离、失望、不自信。接着 K 讲到的腹部压迫感和断牙的梦，能够解读为带有性的题材、挫折感、可能是 PTSD 的象征表现。K 因为害怕痛苦的记忆闪回（flashback），才会诉诸"不能说、不想说"。K 因为想到，如果过多地说自己的事情，周围的人不知道会怎么想，便更加觉得害怕了。这些都汇总成嗅觉相关症候群，以一种可见的形式折磨着 K。

## （二）超越解释的整合性

一眼看去无法理解的"梦的画"和"梦的故事"通过绘画解释、叙事解释，浮现出带有整合性的情节（临床解释性故事）。但是，即使是具有整合性的解释，归根到底也只不过是将来访者的征候（画和梦），按照嗅觉相关症候群的病理脉络，进行了人为赋义的结果而已。现代符号学者，意大利人安伯托·艾柯（Eco, U.），以 20 世纪后半的西欧史实与圣杯传说（Gridare）为底稿，讲述了天才骗子波多里诺和同伴们进行的一场荒唐无稽的冒险。艾柯借着他们，这样说道：

　　"虽然不知道这座像具有什么意义。不论你雕刻的是什么样的雕像，雕像具有什么意义，都是后来人肆意猜想的，你无论如何解释，都无济于事。(Je me suis dit qu'une image comme ça voulait dire quelqu chose, même si je sais pas du tout ce que ça veut dire, mais tu sais comment c'est, tu fais une figure et puis ce qu'elle veut dire les autres l'inventent, pour autant ça va toujours bien)"（chap. 38, p.643）

　　"人们往往只希望看到自己想看的现实"（凯撒《内战记》）。历史的记述也好，新闻报道，临床记述、解释也罢，问题解释中的整合性总是在某些地方给人们带来些什么。基于精神疗法解释的整合性并不一定都能够给来访者带来幸（bonheur）或福（felicité）的。而精神疗法的优劣，也不是由解释或治疗过程中的整合性来决定的。如果将精神疗法作为一个故事（récit）来看的话，它的情节或叙事应该都是颇为不完整的内容吧。

　　"不讲自己的事情的话，果然很奇怪吧？""对不起，现在还不太想说。"K 在治疗过程的各个节点上说出的那些话，就好像"沉默是美德（la vertu s'acquiert dans le silence）"（id. ibid. chap. 33, p. 554）。"不说"是 K 在叙事中一种 imagery（比喻性表达描写）表达（Crossley, 2000）的特征。只有在叙事中找不到问题解决的答案的时候，叙事才开始拥有了吸引人的力量，所以，K 才会不停地说"不能说""不想说"吧。"如果你有意想听我说话的话，那我选择把它藏起来。因为无论是谁都讨厌自己的梦被扼杀吧。"（si tu veux m'écouter, cache cette chose：que nul ne tue son rêve en y mettant les mains）（chap. 38, p. 642）对此，当笔者回应"但愿有一天能够说出口就好了"的时候，K 情不自禁地落泪了。这段情感的暴露，可能就是叙事的基调（narrative tone）（Crossley, 2000）。叙事取向的治疗要点不在解释的整合性，而在这些意象（imagery）表达和基调（tone）上。所以，这个故事就在泪水和"不说"的语言中，预告了结尾（幸福）。

　　我们就像委拉斯凯兹画的那样，作者（来访者）——作品（症候）——读者（咨询师）之间并不具有共通的意识世界。但是，很多时候我们既沉迷于既视感（déjà vu）的错觉之中，又沉醉于陌生的街角、舒适的街道。来访者和咨询师也是如此，有时甚至只碰撞在那一瞬间：那个时候眺望着的城市的房子应该像老女人的牙齿一样零乱。精神疗法的叙事不论对来访者还是咨询师来说都是零乱缤纷的。

## ＜书籍导读＞

　　クロスリー,M.／角山富雄・田中勝博(監訳). 2009. ナ
ラティヴ心理学セミナー. 金剛出版

　　叙述（narrate）就是理解（know），叙事关怀的原点就
在于此。咨询师陪伴来访者开展叙述、理解，就带有生产
性。本书从心理学的角度通过 HIV 阳性患者的案例，明确
地详述了这一点。

　　寺沢絵里子. 2010. 絵画療法の実践——事例を通して
みる橋渡し機能. 遠見書房

　　绘画疗法是典型的以视觉意象为媒介的叙事疗法：绘
画——讲述——理解。本书通过多种案例详述了交织在来
访者与咨询师之间的绝妙意象和叙事疗法的实践。

# <参考文献>

Crossley. M. 2000, *Introducing Narrative Psychology: Self £¬Trauma and the Construction of Meaning.* Open University Press UK Limited (クロスリー, M. ╱ 角山富雄・田中勝博(監訳). 2009. ナラティヴ心理学セミナー. 金剛出版)

Eco, U. 2000, *Baudolino.* Bompiani (pour la traduction française Schifano. J-N. 2002 *Baudolino.* Édition Grasset & Fasquelle;堤康徳(訳). 2010. バウドリーノ. 岩波書店)

Foucault, M. 1966 *Les mots et les choses : Une archéologie des sciences humaines.* Gallimard

角山富雄. 2005. 自分語りの表現病理にみるファンタジーと語りの関係. 日本芸術療法学会誌,36(1, 2), 121-125

角山富雄. 2007. 描画ナラティヴ法──描画とナラティヴのSchizmogenesis(分離発生)とその統合化に着目した治療技法. 臨床描画研究, 22, 68-84

Seguin, O. E. 1846. *Traitement moral £¬hygièn et éducation des idiots*, Comité d'histoire de la Sécurité sociale. Paris, 1997

## 点评：绘画疗法与叙事

森冈正芳

　　叙事是意义的行为。语言的交织、人与人之间的交流会产生怎样的意义呢？叙事的意义作用又具有怎样的特征呢？身患疾病的人又是怎样进行叙述，怎样解释产生患病的意义的呢？人通过直面疾病来思考生活中这样那样的意义。虽然显著化的症状、问题、困难的表现是多样的，但在个人的生活脉络中，会因这些契机而第一次理解到叙事的意义。

　　症状表达出来就是事实。首先，必须以事实为依据看清症状表现。对于背负着这些事实的患者来说，与专家等他人的交流咨询是具有多种意义的。而在日常生活中，也有人会像是开玩笑一般很轻松地谈自己的疾病。在心理临床中，来访者可以在自己建立的理论（说明模型）结构中，赋予症状多种解释意义。

　　关于叙事和倾听在构筑意义中的作用，读者可以从上篇中详细解释的三项关系中了解一些。叙事是在叙事者和倾听者之间形成的，叙事者、倾听者以及故事这三项形成了基本关系。临床叙事也正是立足于这三者的关系之上。对话的场景中，叙述故事的人和倾听故事的人之间会产生第三个领域，而介入这个领域并表达主题的就是情节，叙事取向贴近的就是这个。

　　然而事实上，不少来访者都难以让这三项关系成立。当然来访者一般都是从咨询的主诉来展开自己的叙述的，为了让话题能够回归到这个主诉，他们不会扩大对话范围。是的，好不容易产生的第三领域，也不得不变得狭隘了。

　　不仅仅是物语的增加，绘画也可以具体促进三项关系的产生。因此，绘画便于三项关系在这个空暇的空间里自然孕生，通过这个空间而交织的对话，才具有促进治疗的意义。

　　角山老师以谜一般的视角展开文章。委拉斯凯兹的名画《宫娥》是拉康（Lacan, J.）和福柯都反复考究过的作品。画中央站着的画家，一边观察着模特一边挥笔作画。但是谁都不知道模特是谁。画家好像是朝着观画的我们在作画。"画（作品）中的画家（作者）的视线直视的不仅仅是模特，顺着这个视线，我们这些鉴赏者都好像被带入了画中。"欣赏着绘画的我们都好像也和这幅画、和画中的人物之间产生了视线流动的幻觉（illusion）。这种视觉运动产生了"画家和模特、鉴赏者之间的对话，从而产生出三者共通的意义作用（representation）。这幅画一定是将具有意义作用的框架本身画成了画。因此，无论是从鉴赏者的主观视角，还是模特的客观实在性角度，都不能去推测该画的意义。只有跨越主观和客观，从画家、模特、鉴赏者之间的对话中流露出的稳固作用，才是这幅画真正的意义所在。"

心理治疗的意义、作用其实并不是非常明确。当然，减轻症状或减少困惑的意义是存在的，也是治疗的大前提。咨询中的倾诉与被倾听是来访者产生体验的基石，为此可以使用的媒介物（媒体）除了语言之外还有许多种，绘画就是其中之一，而通过这些媒介则可以形成所谓的第三领域。

角山老师在案例中汇报了 K 做了一个梦，但是却无法进行详细描述。因此，角山老师尝试着邀请来访者用绘画的方式再现梦中的情景。K 在画梦之后再和咨询师一起以绘画为题材讨论，于是 K 少见地表现出了和角山老师的流畅对话。画中有包括自己的三个人，好像坐在一艘摇摇晃晃的船上。

"随着将梦境进行绘画的同时，也可以促进梦境的语言化。"读者们通过实践的积累就会发现角山老师的这一观点很有说服力。这就是扩展了空隙的空间，也就是第三领域。

其实这幅画是可以讲出好几种解释故事的，但角山老师还是慎重地指出：一眼看上去好似无解的"梦画"和"梦话"，都可以通过绘画解释、叙事解释的过滤而浮现出一种带有整合性的情节（临床解释故事）。但是，即使有整合性的解释，归根到底也只不过是来访者把自己的征兆

（画和梦）按照嗅觉相关症候群的病理脉络，进行了人为赋义的结果而已。

　　与《宫娥》不同，与其说具有错综视线的反复运动，不如说是角山老师和 K 还有画之间的固有的"间隙"在扩大。话题转移到 K 在几天前做的一个梦，是一个身体意象崩溃的梦。比起叙述与自身症状有关的事情，K 可能更想传达的是崩溃吧。在一个梦物语和一幅画的边上发现了别的梦物语，不可思议且意义不明的画却联系着一个梦的物语。治疗的叙事并不是咨询师赋予的，而是超越了双方的意图自然到来的。倾听来访者的叙事其实也就是接纳对方。

# 第七节

# 将会心团体体验当作物语进行讲述
## ——尝试把日常和非日常联结起来

·

村久保雅孝

# 一、关于会心团体体验

## （一）什么是会心团体

不知道大家是否了解会心团体呢？（encounter groups）

会心团体是由美国临床心理学家罗杰斯（Rogers. C. R）创办的，是以集体为中心的团体体验之一。罗杰斯认为，会心团体是"20世纪，发展最快速的社会发明，或许也是最有前途的发明"（Rogers, 1970）。会心团体在 1970 年左右被介绍到日本，实践至今。会心团体以各种形式发展，但在这里我们将讨论其起源——非构成的会心团体（basic encounter groups）。

在日本的会心团体一般会设置成 2~4 天的时间，在远离街道、安静且自由的会场里举行。在远离日常生活的非日常环境中，参与者暂且将年龄、性别、社会地位放置一旁，作为个体坦诚地与聚集在那里的人们进行交谈。参加者在 10 名左右，在那里有被称为带领者的工作人员。大多数的带领者是会心团体的体验者，并且接受过临床心理学的专业教育，但他们的任务并不是真的去带领其他参加者，而是与参加者一起参加和体验。一个回合（session）大概持续 3 小时，中间会有休息和吃饭的时间，会心团体一天里会有 2 到 3 个回合。在会心团体中，以自我探索、觉察、人际关系的拓展以及真挚又诚恳的相遇为基本的目标。但在实际体验中，团体成员基本是处于放松的状态，单纯地享受相遇、交谈，让彼此能够在远离日常的地方得到身心的休息。

### （二）会心团体体验的非日常性和每天的生活

会心团体在各种意义上都是在一种非日常的环境中体验着非日常的体验。实际上，关于会心团体的研究大多数也着眼于会心团体的过程及其效果。

但是，在那里的体验，不仅是在那时的在会心团体的体验而已，参加者也会把在会心团体里的体验带到日常生活中去。罗杰斯曾这样阐述："会心团体体验如果不能在那个人的日常生活中对那个人的生活作出贡献的话，那么即使会心团体提供了丰富的体验，也远远不够。"（Rogers, 1970）。

这句话表明除了会心团体本身的非日常性的讨论外，探讨方向还应延伸到有过会心团体体验的人的日常生活。笔者自己距离第一次参加会心团体至今已经过了 30 年，担任带领者这个角色也超过了 20 年。从笔者的体验来看，会心团体的体验是与日常相关联的。本节将通过和会心团体参加者的谈话，倾听他们在日常中感受到的会心团体的非日常体验与日常的关系。

## 二、对我来说的会心团体

### （一）《这条路》

南先生（假名）是一位刚刚跨入老年队伍的男性。曾经以会心团体为首，参加过各种各样的团体活动，还接受过个体心理咨询。最开始的契机是在他 20 多岁的时候，被公司派遣去接受 ST（sensitivity training，感受性训练）。南先生曾经历过各种各样的团体体验和治疗体验，当他回顾这些的时候，他说参加这些活动不是因为有什么问题需要解决，而是这些体验对他来说是生存下去不得不经历的事情。从南先生第一次和会心团体接触，已经将近 40 年了。笔者于 2008 年的冬天，在某个会心团体认识了南先生，并且被这位几乎和会心团体一起度过了自己人生的南先生深深吸引。于是，笔者向南先生提出了想听听"南先生和会心团体"的故事的请求，南先生欣然同意了。在接触"南先生和会心团体"的故事时，首先要回顾一下南先生的《这条路》。这是南先生在 1994 年写的随笔作品（修改了部分刊登内容）。

### 《这条路》（写于 1994 年春）

　　我在参加团体活动的时候总是有这样的想法。为什么大家会走进"这条路"呢？我有非常清晰并且明确的契机，那是一次特殊的体验。那已经是 25 年前的事了。被公司派去参加 ST 是一切的开始。在沿海酒店的一间房间里，我和其他 12 名参加者一起度过了整整一个星期。团体活动才开始后不久，冲刺型的训练师对参加者全体进行了总攻击，比如说：听不到真实的声音，废话很多但是没有打动人的话，要说别人听得懂的话，如果我是上司的话绝不雇佣你，不想和你一起工作，你简直就是一个赖皮，我讨厌你等等。渐渐的我开始受不了了。中间休息去厕所的时候，看到镜子里自己的脸就仿佛在嘲笑着自己。我觉得自己在被愚弄，全世界都是敌人，自己是孤身一人；我想从窗户跳下去，从满是敌人的世界里消除自己的身体。可是在下一个回合的时候，因为一个偶然的契机我敞开了心扉。等我回过神的时候，一看周围，发现大家都在笑嘻嘻地看着自己。那眼睛仿佛在说：南，真是太好了。我突然感觉心变轻了起来，这是一种柔和的感觉，温暖的、柔和的、舒适的感觉。仿佛穿过了一个长长的漆黑隧道之后，终于到达了光明的世界。我忍不住流出了眼泪，那是温暖的眼泪，周围其他的成员也在流泪。几天后，我回归了社会。

之后的三个月很闪闪发光，我觉得世上没有任何自己做不了的事：似乎既可以在一万人面前发表演讲，也可以同时追求好几个女人；仿佛跟总公司的社长，甚至跟总理大臣都能轻松地交谈；任何工作都难不倒自己。

在六个月后，曾经那么轻松的生活突然又变得痛苦起来。和人见面的时候我变得容易紧张，我明显感觉自己变得越来越不舒服了。我害怕和别人见面，害怕工作，甚至连朋友也不想见。两年后，我以想抓住一根救命稻草那样的心情，自己自费申请再次参加了 ST。于是我又变得轻松了，但是轻松感只持续了三个月。之后我去参加了会心团体，结束后也会觉得人变得轻松了，但也只有三个月的效果。我也接受过心理咨询，和第三个老师持续了两年半的咨询后，我保持了六个月的轻松状态。我也尝试阅读了各种心理学的书籍，参加了内观疗法，参加了森田疗法的体验会，还去找了精神科医生面谈。我记得接受过一位从美国学成回来的老师的认知行为疗法，花费了很多钱。我也尝试了坐禅，学习了交流分析，还参加了完形小组……

我不知道这样的事情要持续到什么时候，如果那个时候没有被公司命令参加 ST 的话呢？……但是，人生不可能回到二十五年前再重新开始。即使没有那个 ST，我也觉得总有一天自己会进入"这条路"的。

这条路要延续到哪里呢？难道我就一直这么和自己的心对峙，一直这样修修补补地度过这一生吗？迄今为止为了走这条路而用去了很多的时间和金钱，我到底获得了什么可以和这个匹配的东西呢？如果我的人生就只是为了活着而活着的话，那就实在太可惜了。我想做点什么，我想用自己走过这条路去证明些什么。那到底什么时候我能遇见我想做的事呢？

## （二）和南先生的对话之 1——通过叙述体验会心团体的感受

我去南先生的家拜访，那是在 2012 年的冬天。"南先生和会心团体"的物语是以与笔者的对话形式来完成的，在下面将一边整理其中的对话，一边给大家做介绍。在一开始，我们谈论了有关会心团体的体验。

村久保（以下简称为村）：会心团体体验非常注重个人的感受，因此在关注会心团体体验的过程中，除了探索当事人在会心团体中发生的变化和成果之外，还需要探索作为体验过会心团体的个人的体验。与其说是会心团体体验，不如说是探讨在日常生活中有过会心团体体验的人的生活是一种什么样的感觉。在日常生活中会心团体是被怎么样理解的呢？我想探索会心团体体验的日常性。

南：非常荣幸，你能选择我和你一起讨论这个问题。我一开始听说要讨论会心团体的时候，怎么说呢，其实我也不知道会被问到什么，但只是觉得如果可以一起讨论会心团体的事，就非常开心。我觉得在我的人生中，会心团体这个东西占据了非常大的位置，甚至感觉我的人生就和会心团体是一体的。

村：对南先生来说，去参加会心团体不仅仅是因为会心团体很重要，更是因为会心团体让你把自己的人生联结起来，是这样的吗？

南：确实不能说不是这样。是啊，会心团体对我来说感觉是一辈子的课题。所以我不是很能理解那些有过数次参加会心团体的经验之后就说"我去过几次会心团体，然后走出来了"之类的话的人是怎么看待会心团体的，我觉得会心团体不是那么简单就能走出来的。

村：不能走出来是什么意思呢？

南：我早在 20 多岁的时候，就总觉得活着没有意思了，特别是在公司。在家里我很开心，但是在公司就是不行。然后我就一直困惑，为什么不行呢？为什么自己这样没有能力呢？对这样的状态，我感觉很辛苦。虽然现在回想起当初接受 ST 的体验，仍然觉得是一段很痛苦的回忆，但是从某种意义上来说，可以说是塞翁失马，因为有了 ST，所以我才遇到了会心团体。每次去参加会心团体之后就会变得很轻松，但是几个月之后，我整个人，又会变得不行了，于是我再去参加会心团体。在那段反反复复的时间里，我很讨厌自己，但我还是想变得元气满满。我也因此耽误过工作。那段时间，我不单单是参加会心团体，还去参加了各种各样的团体和活动，还接受过个人咨询。但最后我觉得会心团体是最适合自己的，也开始觉得它确实能够让我变得有活力。

村：我感觉"元气满满的自己"好像是你的理想，也好像是一个愿望一样呢！

南：以前的我会觉得如果真正的自己是那样有精神的话，那该有多好。但是现在不一样了。能有像你这样，有人很感兴趣地来倾听我的经历，这样的感觉真的很好呢！

笔者无法忘记那个时候的南先生的表情，他真的非常高兴。笔者能强烈地感觉到南非常想把对话继续进行下去。

## （三）和南的对话之 2——在会心团体中的滋养

南先生拥有超过 40 年的参与会心团体的经验，参加体验的次数超过了 30 次。在这样的会心团体体验中，他得到了很多滋养。南先生在每天的生活中都有这样的觉察。

南：我去参加会心团体是想让自己变得元气满满，但为什么可以获得元气呢？因为在去之前和去之后我自己感觉到有明显的改变。

村：在会心团体体验到了些什么呢？

南：在会心团体的时候，我总觉得自己在做自己擅长的事情，能把自己最拿手的部分展现出来。每个人在做着自己拿手的事情的时候，都是很开心的吧！我呢，喜欢叙说自己的内心，喜欢在别人说话的时候，做出真实的反应，这也是我确实擅长的事情吧！但是在一般社会里，是不可能这样的。当然也不是说去了会心团体，就可以百分之百放飞自己，去做我刚才说的那些事，但是我在会心团体就是感觉很开心，而且会觉得周围的各种事情都变得让我很开心了。

村：去完以后人就发生了改变，是和你刚才说的这些有关系吗？

南：是啊！周围的人肯定不会明白到底"什么改变了"，可是在我自己的感觉里，确实发生了改变。比如说在超市收银台付钱的时候，和收银台的人交换几句对话，"我不需要袋子"或是"谢谢"，这种时候的感觉都是不一样的。即使是那样简单的对话，我也会很开心，一切都是那么顺利。就是有一种很开心的感觉。

村：这可能是一件非常普通的事情，但是对你来说会有非常好的感受。

南：是的。最近呢，我不再是以实现什么为目标而去参加会心团体了，真的就是纯粹去体验会心团体。虽然不是仅仅在那儿的体验，但是某个瞬间我就突然觉得那样的感觉很好。

　　每当笔者在与南先生的对话中接触到他这样的回忆时，总感觉对南先生来说，会心团体的体验并没有停留在当时的会心团体中，而是被他带到了日常生活里。南先生在别的地方曾经有过这样的发言："我的半生都和会心团体在一起。如果没有会心团体的话，我也许会走上完全不同的人生之路，而那很可能就是平淡的人生。"对他而言，并不是因为会心团体带来了什么特别的事情，而是因为会心团体和他每天的日常生活相连接。

### （四）和南先生的对话之 3——南先生遇到的"证明"之一

　　南先生在《这条路》的最后中写道："我想用自己走过的这条路去证明些什么。那到底什么时候我能遇见我想做的事呢？"其中之一就是"确认存在"。在 2012 年的冬天，笔者和南先生的对话中确认到了这一点，我们因此而结束了访谈。

　　村：南先生，你很清楚地感受到了自己在用会心团体来充实自己，对吗？

　　南：也不完全是那样。有好几次，我去参加会心团体，结束的时候都觉得元气满满、有精神，觉得自己已经没事了。但是过了一段时间之后，还是觉得又不行了。所以我非常警戒那种"已经没事了"的感觉，总觉得无论是多么好的体验，都一定还是会再次觉得不行。真的，不知道有多少次自己觉得自己已经没事了。但是有一次参加完会心团体后，我在回家的路上，非常自然地感觉到了"已经没事了"。那时候并没有发生什么戏剧性的事情。在回去的电车里，随着车厢的晃动我的身体也跟着摇晃着，那时已经是晚上了，窗外看不到什么风景，这个时候，我突然从心里真的觉得"已经没事了"。在平时，一旦有这样的想法出现的时候，我都会马上否定自己，但那个时候真的不一样，我的确觉得再也不用否定自己了。

村：相较以前，当时有别样的已经没事了的感觉吗？

南：对、对！那是最后一次对自己的确认，已经没事了！

村：在那次会心团体中发生了什么呢？

南：没有什么特别的事情发生。不，不仅仅因为那一次的会心团体才出现了那样的确定。人生中所有的努力，像会心团体，我过去去了很多次，但那次团体活动就好像是至今为止去参加过的所有的小组经验的总结，只是一个很大的契机而已。

村：那之后，你还有去过会心团体吗？

南：大概一年一次的频率吧。因为我得了场大病，所以每次参加都觉得这可能是最后一次了。于是就想在最后的会心团体里好好地确认一下自己的存在。

村：正因为是这样的时机，我遇到了你吧？

南：对、对，就在稍早之前，在一次会心团体中我明确地发现了一件事。我感觉到了对自己来说平凡就是最好的。所谓寻找真正的自我这种事情都跟自己没关系了。最重要的不再是找到真正的自我，也不是自我实现，而是活下去这件事情。成立一个家庭，养育孩子，作为普通的社会人静静地活着，我意识到这才是真正很重要的事情。平凡不好吗？我难道对自己所做的事情有什么不满吗？建立了一个家庭，我没有让家人流浪在街头，拥有一栋虽然不豪华但足够遮挡风雨的家，偶尔愉快地旅行，还清了所有贷款，让孩子们都上了大学。为了做到这些，自己也算是粉身碎骨地认真工作了，然后平安地退休。如果说这样没有什么了不起的话，那这世界上就没有了不起的事情了。我确认到了自己的存在。这让我很高兴。

和南先生的访谈超过了两个半小时，即使是这样还觉得意犹未尽。我们互相约定下次再聚，期待着下次一定是一个不同的对话了，之后我们共进了晚餐。

# 三、会心团体体验的日常性

## （一）和讲述物语的"人"的联结

会心团体体验本身是非日常的，虽然体验不能单纯地按次数来说，但那些有数次参与经验的参加者，大多停滞在非日常性层次上的体验。但是正如本节开头介绍的罗杰斯的观点，即使会心团体体验本身是非日常的，但其体验也会在那个人的日常生活中发挥出来，这也是会心团体的目标。这样的话，当会心团体体验融入到日常生活中，或者说把会心团体经验当成日常生活的一部分，也就是说，不把会心团体体验只停留在非日常生活中的人，他们是会去探索如何把会心团体体验变成日常生活的基础和开始。因此，与这样的人——讲述物语的"人"相遇就变得很重要了。

在这个时候，讲述物语的人就不仅仅是那个单纯讲述物语的人了。倾听者不仅要对物语感兴趣，同时也要对讲述物语的人拥有浓厚的兴趣。在叙事中包含了"讲述物语"和"被讲述的物语"，如果借由叙事取向来重新确认的话，就会发现这其实是不可分割的且理所当然的事情，同时这也是讲述物语的人和倾听物语的人之间的相互作用。讲述物语的人，正因为倾听人的存在，所以才会讲述物语，讲述物语不是独白，倾听的人也决不是只在听物语而已。

和讲述物语的人的遇见，单纯只是对那个人有着浓厚兴趣，这些都会帮助我们把讲述物语的人与体验的实感相连接。通过这些，我们便能够确实地保证叙事疗法中叙述的重要性了。

## （二）"会心团体体验是日常的"这一观点

尝试将日常和会心团体体验的非日常性进行联结，本节的内容是否成功呢？我认为与其是把讨论的重心放在会心团体上，不如从会心团体存在于日常生活中的现状，来进一步讨论会心团体到底是什么。这样，就成为了把这种尝试转化成确切的实践的一种方法。而这么做就与探索会心团体体验的日常性有关。

南先生在两个半小时内叙说了很多事情，我不能把对话的全貌记在这里。即使在重组的基础上，再列举几个场景，那这些在本文中也不一定足够全面。让我们重新回顾一下南先生的随笔和与我的对话吧！

对于南先生来说，会心团体可以说是与人生一起存在的东西。他的体验并不是在会心团体和每天的日常体验之间反复，而是会心团体在自己的日常中存在着，自己又在会心团体中恢复元气——南先生持续的就是这样的体验。

在随笔中，南先生叙述了自己如何和会心团体一起走过的"这条路"，这就是"见证"。在写下这篇随笔之后，南先生仍然继续参加会心团体，难道不是得到更多的"见证"吗？其中对话3就是一个见证。另外，从对话1中，我们能够感受到会心团体体验本身的亲切感。从对话2中可以发现，在日常生活中，南先生突然觉察参加会心团体之后的心情变化。无论是会心团体的参加次数，还是在参加会心团体之后的积累，我们都可以看到对于有着丰富会心团体体验的南先生来说，会心团体是特别的，但也是很熟悉、很普通的事情。

在日程生活中拥有会心团体体验的南先生开始叙述这段生活，不是因为其他，而是因为南先生开始讲述他与会心团体一起度过的人生。笔者强烈地感受到了，在那里南先生获得了十分难得的机会。

谢辞：南先生，谢谢你！如果有机会，让我们再继续谈那段说不完的话吧！这次也希望你可以来听我讲我的会心团体体验。

## ＜书籍导读＞

森岡正芳. 1995. こころの生態学. 朱鷺書房

当我们想从书本上得到知识和信息的时候，很多情况下，作者的存在会被忽视。但是，如果我们一边想着作者，一边读的话，就会发现书本的另一种魅力。出于同样的宗旨，我特别推荐：池見陽《私のフォーカシング＝カウンセリング》（創元社，2011）；広瀬寛子《悲嘆とグリーフケア》（医学書院，2011）。

鯨岡峻. 2005. エピソート記述入門. 東京大学出版会

作为叙事疗法的具体记述方法，情景记述法拥有强大的力量。本书是入门书，也是指南书。

伊藤義美. 高松里. 村久保雅孝(編). 2011. パーソンセンタード・アプローチの挑戦. 創元社

本书从各种观点出发概括讨论了日本当今的会心团体。这是从 1970 年开始企划和实践会心团体的"人际关系研究会"创立 40 周年的纪念出版物。

## <参考文献>

Rogers. C. R. 1970, *Carl Rogers on Encounter Group.* Harper and Row.

# 点评：将会心团体体验当作物语进行讲述

森冈正芳

体验型的小组活动是临床叙事取向的重要实践领域。

叙事取向是与个人的体验现实相关联的一种方法，在某种意义上说，倾听者是参与体验意义的构建的共同协助者，因此这个取向不局限于个别的咨询场面。甚至不如说，在倾听者产生积极的作用时，特别是在多个倾听者面前叙述的时候，在那里产生的体验比个别咨询更加有力，更能带来动摇和变化。当意义的生成活动得到了扩展，从结果来讲，具有"治疗性的"副产物将会跟随着诞生。

所有的临床实践甚至都可以说成是小团体活动。在医院、司法机构、社会福利机构等等，多职种专业人士的会议也好像是一个小团体活动。另外，疾病或障碍的当事人以及其家人定期聚集的小组活动，也作为社会实践的一种，拥有长久的历史。在这样的自助小组中，团体所有成员都是参与者，他们用自己的语言叙述着自己的疾病以及对障碍的体验，也就是说，作为真正的第一人称的体验被小组成员所分享。

村久保利用组织会心团体多年的经验，并从参加者个人的视角出发来靠近团体体验。南先生作为一名体验者登场了。南先生多年参加会心团体，"在远离日常生活的非日常环境中，暂且将年龄、性别、社会地位放置一旁，作为一个个体坦诚地与聚集在那里的人们进行交谈"。会心团体不是拥有共同疾病和障碍的人们的互助团体，也不是从一开始就以什么为目标聚集起来，按照其目的来建立的小组，因此有些读者可能会比较难理解所谓"会心团体"这个团体的固有特征。

对南先生来说，在谈论自己的人生方面，会心团体的场所和体验是不可缺少的。参与会心团体是一个远离日常生活，成为原本自我的体验，那是个坦诚面对自我情感的时间与空间。

在采访中我们得知南先生的参加会心团体的经历很悠久，他与会心团体相遇 40 年，参加体验超过了 30 次。对于南先生来说，非日常的会心团体体验早已经是"日常"。根据南先生的随笔，"在被公司派去参加 ST 是一切的开始"，而在 ST（感受性训练）中的体验似乎很新鲜。"我敞开了心扉"，被小组的所有人都称赞"真是太好了"而流下了眼泪。这就是南先生的小组原始体验。

那是什么样的体验呢？至今为止所谓的价值意识和社会制约，都是人们为了维持自我而需要的部分，同时也是人们活着的时候想打破的壳。只有在我们打破了壳的时候，才会诞生出一个真实的自我。这就是"真实的自我诞生"的体验。在 ST 活动中获得的高昂情绪即使回到日常生活也会持续一段时间，但这在三个月左右就会发生变化。

"每次去参加会心团体之后就会变得很轻松，但是几个月之后，又会变得不行，于是我再去参加会心团体。在那段反反复复的时间里，我很讨厌自己，但我还是想变得元气满满。"于是南先生在感觉缺少元气的时候，就会去参加会心团体。但是去了之后过一段时间又会失去元气，就又去参加，于是这样反反复复。"这条路要延续到哪里呢？难道我就一直这么和自己的心对峙，一直这样修修补补地度过这一生吗？"南先生在随笔中吐露心情，他觉得自己就像一个修行的人一样行走在一条没有终结的道路上。

但是，南先生并没有热衷于重复会心团体的体验。那个体验的意义，在与村久保的访谈中得到了明确的表达。村久保说："每当我与南先生的访谈中接触到这样的小故事时，对南先生来说，会心团体的体验并没有停留在当时的会心团体中，而是被带到日常生活里去了。""会心团体没有带来什么特别的"，而是"和日常生活相联结着"。

在会心团体中得到的体验不能持续，这是为什么呢？南先生说："所以我非常警戒那种'已经没事了'的感觉，总觉得无论是多么好的体验，都一定还是会再次觉得不行。真的不知道自己到底有多少次觉得已经没事了。"终于，南先生觉得"已经没事了，这样的心情就可以了"的时刻到来了。南先生的"没事了"的故事在发生着变化，以那个小组活动结束回家时的情景为契机。

南先生说，那时候并没有发生什么戏剧性的事情。在回去的电车里，随着车厢的晃动自己的身体也在摇晃着，已经是晚上了，窗外看不到什么风景，这个时候，自己突然从心里真的觉得"已经没事了"。也就是说，在日常的情境中，南先生觉察到了变化。

并不是在那个团体活动里有什么戏剧性的事情发生。南先生说，没有什么特别的事情，他觉得不是那个时候的事情引起了这样的变化。变化不是仅仅在契机出现的时候才会发生。在倾听人生的时候，仿佛是看到了类似于让自己的人生发生变化的契机（南先生的情况是来自于参加团体而获得体验），但是这个契机正是因为有了日常生活的背景才会拥有意义。这些事件的意义在当事人正在经历的时候并不明了，而是经历过之后，回顾时才明白。也许在村久保先生面前讨论体验，南先生也因此而渐渐地重新理解了自己的会心团体体验的意义吧。

叙事疗法被定义为是"通过构想来排列事件，然后传达体验意义的一种语言形式"，"对体验赋予最重要的意义"而形成了实践和理论的是罗杰斯和简德林（Gendlin, E. T.），他们创建了 Person Centered Care（人本主义）的体验过程疗法以及各种展开形式。这是通过理解了村久保的个案之后，我重新察觉到的事情。

# 第八节

## 以少年犯为对象的团体治疗
### ——有关"重要的音乐"叙事所产生的意义和变化

松本佳久子

## 一、少年犯的团体音乐疗法

近年来从对少年犯的自身问题的研究上，如无法对他人的痛苦共情和控制情绪，还有沟通能力下降等，可以发现他们在感情、情绪方面相较普通人群的变化。如何应对类似上述的那些变化，成为了当前研究者的课题（法务省，2005）。此外有很多少年犯由于欠缺对于自身受伤害的察觉，甚至无法拥有烦恼。在少年犯的临床援助上，少年犯在充分受伤之后"拥有烦恼"，继而成长，这样的经历对他们来说是很重要的（生岛，2002）。

在迄今为止对少年服刑人员的矫正教育中，笔者一直都加入音乐疗法做为其中的一项手段。少年服刑人员是指，因致被害人重伤或死亡等致命的重大犯罪，由家庭案件法院送至检察院，接受刑事判决，最终进入少年管教所等刑事机构中，服徒刑或者监禁的少年犯。2012年（平成24年），在少年保护事件人员的137301人中，被刑事处分判决的有3418人（2.5%），同年被收容在监狱的仅有39人（法务省，2013），少年服刑人员即使在少年犯群体中也可以说是经历了一段非常特殊的过去的人群。

在少年监狱中，会对少年服刑人员实施认知行为疗法和心理剧、内观疗法、角色交换书信疗法（Role Lettering）等各种各样的心理疗法。但是这些疗法都是基于对方"能察觉到自身的烦恼"为前提的，对于缺乏动机的少年犯实施这些疗法反而很困难。不过笔者的音乐疗法也还处于临床的最初阶段。虽然笔者也听过少年服刑人员亲口讲述与犯罪相关的话题，但是那都是一些陈腔滥调的叙述，并不伴有真实的感情，让人觉得这是一种在某处与自身断开的叙事。笔者认为这很可能是因为少年犯在司法场合，经过重复供述自己的犯罪事件及动机后，渐渐地形成了让周围可以了解的赋予意义的模式，并将语境固定化。

正如此，由于自我叙事的重复，不仅导致了"我"与现实关系的转变，还加强了既有的自我叙事的语境，并使之固定化。野口（2002）认为自我叙事有两个作用，一个是对现实理解带来一定总结的"组织现实的作用"，还有一个是对现实理解进行导向制约的"制约现实作用"。之前提及的少年犯的叙事可以说是由于司法的框架而被导向、被制约的后者。

为了使这个固定化叙事的语境松动，叙述者以及倾听者双方需要一个可以引发意义生成以及变化的媒介。在此，作为对少年犯的矫正教育的一环，笔者导入了关于"重要的音乐"叙事（松本，2006）。

"重要的音乐"叙事是指，与重要人物和发生事件有关的深刻的音乐叙事。听完"重要的音乐"后，当事人至少要确保有 2 分 30 秒的时间进行自我叙事，之后再团体讨论，即包含"听取音乐"和"叙事"两个体验过程。笔者希望少年犯可以通过"重要的音乐"这个媒介进行叙事，以打破固化的语境，使叙事生成包含多种意思的关联。接下来，笔者会列举在少年犯团体中实施的事例，希望通过这些过程思考叙事取向的可能性。

# 二、少年简介

Masashi（假名）是个十几岁的少年，被诊断为伴随着注意力缺失多动症（ADHD）的阿斯伯格综合征（Asperger syndrome）（译者注：2013 年修订后的 DSM－IV 诊断手册中已取消了阿斯伯格综合征这一术语，将其合并在"自闭症谱系障碍"术语之下。）他的 IQ 测定结果为 90，人格测试则显示他不仅对他人没有很强的戒备心，还表现出对人有依赖的倾向。其家庭成员由生父生母及本人构成。据说他从很小的时候就常常受到被称之为"管教"的暴力，从小学低年级开始，Masashi 会对着镜子练习"假笑"，用这样的"笑容"讨好父母生活至今。

在音乐疗法开始之前，笔者开展了关于音乐经验以及喜好的问卷调查。Masashi 除了在学校的音乐教育中接触过竖笛、口琴等乐器以外，并没有专门学习过其他乐器。他提到多位喜欢的音乐家，UBER world、SID、坂本冬美、松任谷由实、FLOW、柚子等，表达了对音乐有很大的兴趣。他还列举了以下自己喜欢的音乐，"BUMP OF CHICKEN"的《karma》（译者注："karma"是指佛教所说的"业"，传说在阴间的时候魂与魂之间会进行约定，转生以后一起做些什么事、达成什么样的目标。如果因为某方的原因没有达成，在再次返回阴间的时候就会形成"负业"，相反，如果完成了之前的约定，就会形成"正业"。简而言之，即因果报应、缘分、业运。），"FLOW"的《COLORS》，"May'n"的《钻石星痕》等，还提到了游戏 Role Playing Game（RPG）以及动漫的主题曲。

其中，Masashi 选择了"karma"为重要的音乐。这首歌是"深渊传说"（*Tales of the Abyss*）角色扮演游戏发布会时播放的主题曲。这个游戏里的主人公丧失了过去的记忆，但随着故事的发展，慢慢知道了其实存在着另一个真正的自己。这个游戏是以"活着的意义和赎罪"的主题为基石，该主题曲忠实地按照这些世界观而谱词作曲。

# 三、事例的经过

音乐疗法由治疗师（笔者）1 名，法务教官 2 名，助理治疗师 2

名组成治疗团队，每月 2 回，每回 90 分钟，总计 10 回。这个团体成员有 Masashi、Jun、Naoki（均为假名）3 名少年。音乐疗法的具体实施流程如表 5 所示。

表 5　音乐疗法的流程

| 演奏 | 第 1～3 回 | 点名演奏曲目 | |
|---|---|---|---|
| 重要的音乐叙事 | 发表者（假名） | 曲名 | 音乐家 |
| | 第 4 回 Jun | Song for... | HY |
| | 第 5 回 Naoki | Out The Ghetto | Konshens |
| | 第 6 回 Masashi | karma | BUMP OF CHICKEN |
| 演奏 | 第 7～10 回 | 点名曲目的合奏 | |

前半阶段为了建立团体关系，用合奏导入；中间阶段，每回每个人按顺序进行重要的音乐叙事；叙事顺序由团体讨论决定，结果是 Masashi 最后一个发表。

## （一）导入时 Masashi 的样子

开始时，Masashi 的脸上一边浮现着假笑，一边以紧张的样子做了自我介绍。在太鼓分组练习打基础节拍时，Jun 和 Naoki 在给用不灵活的手势演奏太鼓的 Masashi 加油，并出手帮忙，还给了建议。因为有同伴的支持，Masashi 慢慢地可以用稳定的节奏打拍子了。之后分组练习每个成员的要求曲目，笔者和其他人员也用键盘和插电贝斯加入演奏。Masashi 回顾这段演奏时，写下了以下的感想"接触了这么好的乐器，真的很怀念。我觉得非常开心。"

第二回的演奏中，Masashi 拿起麦克风热情地唱了自己开口要求的"19"的《那架纸飞机划破了云空》。对于与平常不一样、积极的 Masashi，法务教官们都觉得很惊讶。在这回的感想中，Masashi 听完其他成员唱歌后，很佩服地说道："唱得真好！"关于自己那部分他觉得"虽然自己是音痴，但是很开心地唱完了。"在第三回的音乐活动过后，Masashi 在感想中写道："虽然（机构里举行的）模拟测试中成绩不好，但（因为这些音乐）可以稍微忘掉这些不开心。"

## （二）关于"重要的音乐"的叙事

第四回，Jun 听完"重要的音乐"后，以重要的朋友为主题进行了叙述。之后，在团体谈话中，Masashi 几乎没有发言，只是倾听大家的对话。在第五回，Naoki 叙述了"重要的音乐"，Masashi 在这时也一直处于聆听同伴音乐的角色。这个时期的感想中，对于可以与大家讲述"重要的回忆"的同伴，Masashi 表现出了"好厉害呀"那种很钦佩的样子。

在第六回，Masashi 关于自己的"重要的音乐"，作了以下的叙述。

Masashi 的叙述：

这是初三时一个好朋友推荐的游戏的主题曲。那时我被欺凌，只有那个人是我的朋友。说实话，我也不知道有什么可以逃避的方法，但通过打游戏，可以慢慢地忘记那些不好的事情。所以也就喜欢上这首歌了。

之后开始喜欢游戏，高中的时候，曾经想过要成为一名配音演员。这些契机都是这首歌曲创造的。

如上述这样，Masashi 想起并叙述了在中学时代遭遇欺凌并被孤立的艰难时期，想起陪伴在自己身边的好朋友，以及当时热衷于游戏的事。接着以"好朋友"为主题开始了团体对话。

Therapist（咨询师即笔者，此后简略为"Th"）：现在是感觉很久没听这首歌了？

Masashi：不，还是经常在听的感觉。

Naoki：你的朋友们知道你进来这里（少年监狱）的事吗？

Masashi：……（沉默）

Jun：真是一首很好的歌呀！我之前都没听过。

Th：喜欢它的哪里呢？

Masashi：与其说喜欢它哪里……

Naoki：联系！

Masashi：对，对，就是这个。因为这是那个朋友推荐的。

在谈话中，Masashi 像是在斟酌着用词一般，谨慎地回答，只是在涉及现在与好朋友的关系问题时，沉默了。看到他那个样子的同伴，伸出了援助之手，插入了那句话。Naoki 解释了"重要的音乐"的意义，对于"联系"这个词，Masashi 由衷地表示赞同。从那之后，团体就以"联系"为主题，继续团体对话。

Masashi：会一直听着，不会腻。

Naoki：比如，Masashi 跟我之间有一首歌之类的，即使谁都没有喜欢这歌，但是因为很珍惜彼此间的这种联系，就会觉得这歌"真好呀！"于是不知不觉间很自然地就会开始听那个歌手的歌了。类似于像这种？

Masashi：嗯，如果没有那样的事，也许不会听这歌。

Naoki：像喜欢的女生经常听的歌，虽然也不知道哪里好，等察觉到时已经经常在听了。

Masashi：嗯。

Th：因为这样，一个人的喜好呀、看法呀可能也会变的吧。可是真是遗憾，和那个朋友现在已经没有任何来往了。

Masashi：是的，现在是没有来往的状态……是的。

Th：通过这首歌，你们联系在一起。

Masashi：是的。

Naoki：因为这首歌，你们两个还是有联系的吧？

Masashi：是的。因为一直在听这首歌。因为无论是遇到不好的事还是好的事，一直都有在听。真的是会想起很多很多。

Masashi 在触及现在与好朋友的关系时，还是用"现在是没有来往的状态"这样的句子来含糊其词，但还是一边想起那些与重要的人有关联的发生事件，一边继续着谈话。之后，以《karma》这首歌的歌名，转换了团体的话题。

Masashi：是业力①吧！

Naoki：业力吗？

Jun：什么意思？

Th：说是命运吧？大概就是无论是好还是坏，都会碰见的意思吧？

Masashi：（点头）

Th：在那么困难的时候遇到也许也是注定的呢，毕竟有过不一般的经历嘛！

Masashi：是的，与周围的人完全不一样，只有那个朋友。

Th：对于那个朋友而言，Masashi 不也是特别的吗？

Masashi：我也不太清楚，不过他跟我说过："我们是好朋友！"

Naoki：那好好珍惜这首歌不就好了？

Masashi：是啊。

---

① 梵语 कर्मन् 翻译成日语为：カルマ，其对应的英文单词为 karma，是印度宗教的一个普遍的观念。业力是组成有情因果关系、因果报应的元素。业力是指有情个人过去、现在的行为所引发的结果的集合，业力的结果会主导现在及将来的经历，所以个人的生命经历及与他人的遭遇均是受自己的行为影响。因此人有为自己生命负责的必要以及责任。——译者注

　　就像这样，Masashi 在与"重要的音乐"有关的主题中，使用
"业力"这个词，叙述了那个无可取代的好朋友。之后还讲述了有一
个想成为配音演员的梦想，但是由于父母的反对以及自己变声放弃
了。Masashi 现在正在接受图像处理以及平面设计（graphic design）的
职业训练，对于未来，他有一个新的目标，希望能从事平面设计等
与动漫相关的工作。

　　之后对话主题慢慢转到团体成员各自讲述与好友相关的生活片段
以及各自的友情观上。这时 Masashi 时不时地插进来问"可以吗"诸
如这样的话语，开始积极地参与谈话，讲述了与当初保持着良好关系
的朋友相处的片段。

　　Masashi 在此次的感想中，回顾道："听到联系这个词时，会有原
来如此的感觉。""虽然只是一点点，但是可以讲出来真好。"Naoki 也
接着使用了"联系"这个词，直接对 Masashi 表达了自己对他有着共
同的感受，他说："你感受到的那就是联系本身，我感觉到 Masashi 鼓
起了勇气告诉我们他自己的那个联系中不为人知的部分。也许是因为
有音乐的关系，所以才能够踏出这一步吧。"（下画线是笔者标注的）
Jun 也讲述了对于重要的他人与重要的音乐之间的关系有什么样的感
受，"无论是什么契机，人们都有喜欢各自喜欢的歌曲的原因。"

　　Masashi 叙述了关于"重要的音乐"之后没多久，机构内的原定
计划中有个机会是让少年服刑人员各自以人生中的目标为题进行演
讲。在这个计划中，监护人以及法院调查员等相关人员也会出席，这
些少年们事先选择了各自的"重要的音乐"，笔者给这些少年们的背
景音乐做钢琴伴奏。Masashi 选了一首偶像歌唱团体岚的《明日的记
忆》作为与好朋友的回忆曲，流着眼泪第一次讲述了对作为被害者的
好友所抱有的那种赎罪的心情。从这个时期之后，Masashi 向法务教
官以及精神科医生提出了希望接受他们的个别面谈，从此他开始可以
讲述那些至今为止从未公开表达过的关于过去的被害和加害的经历。

　　在三个月之后预定开展的赏樱会中，Masashi 自己主动申请参加，

并担当了演出乐队的太鼓鼓手。通过练习，看得出他与乐队的其他成员之间也慢慢变得没有戒心，正式演出是在机构操场上搭建的室外舞台上，所有的服刑少年站在前面，庄重并顺利地完成了太鼓表演。

## 四、有关"重要的音乐"叙事所产生的意义和变化

以下是 Masashi 的"重要的音乐"叙事以及团体对话中产生的意义以及变化，如图 4 所示。

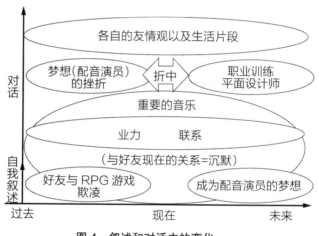

**图 4 叙述和对话中的变化**

在关于"重要的音乐"的自我叙事阶段，Masashi 想起了在深受欺凌的痛苦时，给予自己理解的好友，以及一起玩 RPG 游戏的场景等，他还讲述了关于未来的梦想，断断续续地提及了这一切的契机"重要的音乐"的意义。可是在对话中，当问及与好友现在的关系时，他却一直保持着沉默，一点也不想触碰这些现实的问题。Masashi 就这样保持着沉默，被倾听者们通过"重要的音乐"促发了联想。这个联想是以友情观等每个成员的生活片段为背景。从对话中生成了"联系"以及"业力＝Karma"这种新的关键词。在这样自我的内部及外部的对话中，Masashi 对将来的展望有了这样的变化：通过想成为配

音演员的梦想与现实的折中权衡，使展望变成了更为切实的目标。笔者认为叙事者不是直接对准问题的核心，而是从周边去叙述这样委婉的做法，缓和了他对于直面现实问题的心理抵抗，这也与之后的外伤体验的公开表达有关联。

布鲁纳（Bruner, J. S.）（ブルーナー, 2007）指出叙事分"法律上的叙事"以及"文学上的叙事"。"法律上的叙事"是指对过去事实的如实记录。"文学上的叙事"不只把事实作为事实，还会添加一些日常的习惯及期待，它的特点是将这个叙事进行"假定法化"，面对问题不说"这是什么（曾是什么）"，而是说成"这可能是什么（可能曾是什么）"，也就是将关注点放在可能的东西和象征性的东西上。这两种对比鲜明的叙事，实际上就像一片面包的两个面。

案件的口供等司法场合中关于过去事实的传记性的叙事是"法律上的叙事"。也可以说这种叙事是对于过去的事实关系的叙述，人们时常会从一定的视角去评价它。在"重要的音乐"的叙事中，不是去明确事实关系，而是将焦点置于发生事件背景下的"重要的音乐"，由叙事者与倾听者双方共同唤起联想：与重要的他人的"联系"。而且从标题 Karma（业力）这个词语的意思，到 Masashi 不得不直面的问题，以及"重要的他人"好友的"存在"和"死"的可能性上，可以用"假定法化"去进行叙述。这个正是与"文学上的叙事"吻合的东西。

那么，为什么这样的叙事成为了可能呢？

"重要的音乐"的叙事是指将人生中的重要的人物、发生事件替换成他们身边的"重要的音乐"的叙事。这种替换被认为是换喻（metonymy）。这里所说的换喻是指"用另一个现实 Y 的使用术语去替换某一个事实 X 的使用术语，从而进行代用的措辞方法。这种代用法是基于在事实上或者思考中，Y 与 X 因近邻性、共存性以及相互依存性而联结成立。"（佐藤, 1992）即某发生事件（X）用与之有近邻、共存以及相互依存等各种各样邻接关系，有"联系"的"重要的音乐（Y）"去替换的叙事。

这个"重要的音乐"叙事产生的意义作用，如图5所示。

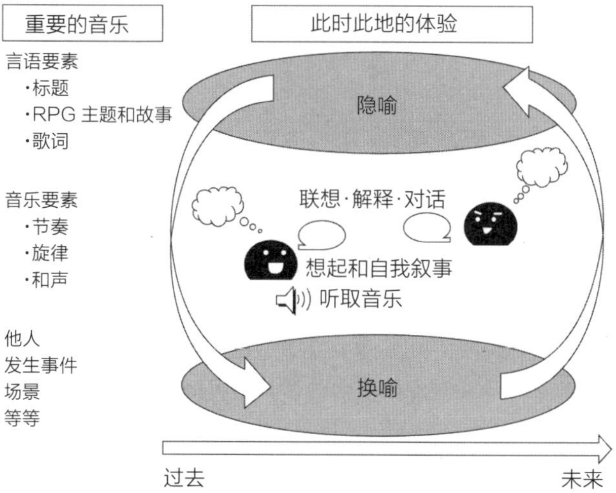

图5 "重要的音乐"叙事的意义作用

通过听取被换喻的"重要的音乐"，接触旋律以及节奏、音色、音调这些音乐的要素，进而关联到标题和歌词等言语要素，在包含想起过去的发生事件和人物这种多样的感觉要素的体验过程中，置身于"此时此地"，倾听者与叙事者共享体验，使得叙述的事情可以自由穿梭往来于过去和未来。

正如这样，"重要的音乐"所持有的换喻意义作用就是带来在"此时此地"中共享体验的过程，这使得意义、事实关系的暧昧性以及沉默可以原封不动地保持住。与此同时，从活着的意义和赎罪游戏的主题以及 Karma 这些标题的意义，还有 Masashi 的叙述和沉默等中，使被倾听者促发隐喻性的联想，使叙事可能成为有多重意思相连的多意式（polyfonic）叙事。即从"重要的音乐"叙事中生成的意义具有"多意性""暧昧性"，而这两个特点不仅创造出自我内和自我外的对话，也实现了全新自我的意义赋予以及再构成。

## ＜书籍导读＞

ブルーナー, J. S. /岡本夏木・吉村啓子・添田久美子
(訳). 2007. ストーリーの心理学——法・文学・生をむす
ぶ. ミネルヴァ書房

　　提倡"意义"与"文化"心理学的布鲁纳借助中心媒
介以及某个叙事中故事的作用，创造了一个包含法律、文
学、自我形成（自传）的"场"，加深了自己的洞察力。如
果读者打算在犯罪临床运用叙事取向的话，笔者推荐此书
以作参考。

## <参考文献>

ブルーナー, J. S. /岡本夏木・吉村啓子・添田久美子 (訳). 2007. ストーリーの心理学──法・文学・生をむすぶ. ミネルヴァ書房

法務省. 2005. 平成17年版. 犯罪白書

法務省. 2013. 平成25年版. 犯罪白書

松本佳久子. 2006. "大切な音楽"についての語りの意味とその変容──少年受刑者矯正グループへの音楽療法の経過から. 日本芸術療法学会誌, 36(1)・(2), 95-104

野口裕二. 2002. 物語としてのケア──ナラティヴアプローチの世界へ. 医学書院

佐藤信夫. 1992. 第3章　換喩レトリック感覚. 講談社学術文庫, 140-171

生島浩. 2002. 司法・矯正施設における活動モデル 下山春彦・丹野義彦(編). 講座臨床心理学6. 社会臨床心理学. 東京大学出版会, 96

## 点评：少年犯的团体治疗

森冈正芳

　　团体音乐疗法让成员们在团体中叙述那些通过音乐回想起的事，并让其他成员们来倾听。这一疗法不仅是让成员想起音乐，还会让成员实际演奏音乐。不仅是歌词表达的意思内容，演奏、表演等直接形式，都会在团体中得到体验。

　　松本老师在对少年监狱服刑人员进行矫正教育时，常年开展以"重要的音乐叙事"为基础的团体治疗。这是非常有独创性的实践。重要的音乐叙事是指，将人生中重要的人物和发生事件用身边出现的"重要的音乐"去替换的叙事。

　　被问及重要的音乐时，人们会想起某一首歌曲。随着这首歌曲响起，那时候发生的事情也会随之被清晰地想起。像这样的事，平时也是经常发生的。叙事是回顾自己的人生，想起这个行为是其基本。想起人生的各种各样的场景其实也是找回自己的过程。我们的这种心理活动，几乎是每天都在无意识地开展着。

　　但是，作为犯罪加害者，对于这些少年们而言，想起过去也意味着会马上跟特别的状况联系起来。过去的反社会行为成为了想起的中心事件，而这行为又会促使其反省。他们因此被限制在这样的语境中，而这样也会使得过去的叙事变质，从而成为刻板的一成不变的东西。

　　松本老师做过这样的阐述："由于自我叙事的重复，不仅导致了"我"与现实关系的转变，还加强了既有的自我叙事的语境，并使之固定化。""少年犯罪的叙事由于司法框架而被导向并被制约"，很容易使其变成这样的叙事。

　　团体治疗的目标是少年们用很自然的方式想起自己过去发生的事件，并将其放在心中。借助一个万事都具备的团体的力量，一个人也能完成非常困难的事。

　　团体成员听完演奏之后再合奏音乐，在重要的音乐叙事中使各自的记忆复苏。这次治疗的结果虽然是记忆的复苏，但是团体治疗的目的不一定是记忆复苏。团体只要守护着 Masashi 直到他可以讲述出来就足够了。第六回时，轮到自己前，Masashi 听着每一个团体成员的"重要的音乐"，交谈时也几乎没有发言，而是守护着团体内其他成员的对话。Masashi 的重要音乐是中学时代的好友推荐的歌曲。歌名为《Karma》，这首歌就好像是原模原样地展示了 Masashi 的人生主题似的。听完这首歌之后，松本老师与 Masashi 的对话互动非常有趣。松本老师在过了一会儿后，很直白地回应了 Masashi。对于 Masashi 而言，也意味着对方替自己补充说明了。一种很真切的自我感觉由此萌芽了。松本老师的"因为这首歌，你们两个还是有联系的吧！"这句话被 Masashi 接收到时，他有一种自我变得清晰起来的感觉。Masashi 的人生中，关系的联系，当下的联系，与至今为止家人以及其他人的联系重合起来，此时仿佛断裂过的人生时间也因此重新恢复联系了。

这个联系是如何恢复呢？每个人都有各自的生活，各自的发生事件。现在少年们从那里抽离出来，一起过着团体生活，这就如同置身于一个真空的社会。正因为如此，出现了这么一个场所，在这里他们可以直面自己，也可以去听其他成员的叙述。作为他人去相互接收自己的经历。这样的姿态是必要的。这给予了成员们"重要的音乐"这个课题，每个人冥思苦想，从固有的生活周边寻找音乐。

音乐是在最开始的时候播放，成员们首先侧耳倾听音乐。此时不需要从特定的某个成员身边发生的事情开始，也并不存在什么特定的倾听方式，只是在缓慢流动的空气中倾听音乐。随后成员们开始叙述自己的发生事件，不是说音乐与发生事件有紧密的意义关联，而是说它们之间是一种宽松的邻接关系。重要的音乐与发生事件之间，有一种替换即换喻的关联。通过与团体成员共同听音乐并演奏音乐，当事人会无意识地想起与音乐有关联的发生事件。成员相互交汇自己的叙述，联想由此自然产生。

虽然是换喻关联，但首先不是去理解音乐与发生事件之间的那种接近、邻接的关联性。也不是说音乐与发生事件哪个是积极的，哪个是消极的。音乐拥有与言语不同的特质。音乐可以一起倾听，它还可以唤醒有生命的叙述。而且彼时当事人身边就有音乐，通过音乐，那个场景一下子就苏醒了。由此生成的故事并不是事先被文本化的故事，而是此时此地可以讲述的活生生的故事（lived story）。这些就是想象力在发挥着作用。

**本节补充说明"少年犯"的定义**

日本《少年法》创设了"少年非行"这一概念，这个概念有其独特的含义，区别于我国通常所指的未成年人违法犯罪。日本《少年法》规定的少年犯罪有三种：犯罪少年、触法少年和虞犯少年。犯罪少年是指实施了犯罪行为的少年；触法少年是指虽然符合日本刑法规定的犯罪构成，但是由于没有责任能力，而不能成为刑法规制的对象，只受少年法的调整；虞犯少年是指那些有犯罪倾向，或者已经实施了少年法特定禁止行为，但未满14周岁的少年。

关于日本《少年法》中规定的虞犯少年的行为仅有三种情形：一是不服从保护人正当管教并染有恶习的；二是无正当理由离家出走的；三是指交习不良人员的。而其他的不良行为，如吸烟、酗酒等，系"不良少年"，属于警察教导的对象，而不属于"少年犯罪"，并不在日本《少年法》的规制之列。

具体请参考："中日未成年人司法体系的比较——兼论对我国未成年人司法制度的启示"，安宇宁，《法治与社会》，2013（13）：33—34

# 第九节

## 欺凌魔王的冒险
### ——在学校共同体中使用叙事取向开展的心理教育试行

·

田代顺

## 一、让心理教育"对象"展开"叙述"的手法

以团体为对象开展的"心理教育"中，怀特等人（ホワイト，エプ
ストン，1992; ホワイト，デンボロウ，2000）的叙事治疗是用"拟人
化——外在化"让心理教育对象本身（以精神分裂症为例）将"病
症"叙述出来，关于"阻碍者"重返社会及复原的方法，也是使用
"使其叙述"的手法。（小森，山田，2001）

基于以上的实践，本节将论述在针对学校"欺凌"的心理教育实
践中（田代，2008），叙事取向所下的功夫及如何展开。

## 二、事例说明

### （一）开展"欺凌"心理教育的中学概要

笔者作为学校心理咨询师（以下简称 SC），前往 A 中学试行了
"欺凌的心理教育"。该中学每个年级有三个班，全校学生人数总计
350 名。这个中学所在区域处于大都市郊外的住宅街道上。那块社区
的特点是中产阶级的家庭占大半，区域也好，学校也好，几乎都不会

有荒废的感觉。该中学拥有着这样的区域学校特性，有着氛围看上去就很活跃的"学校水土"。

## （二）工作坊的立场

即便有着这样风气的中学也会发生"欺凌"问题。但是，并非是那种阴暗的欺凌，而是诸如人际关系上的些许摩擦、轻微辱骂之类的欺凌。

该中学本来就有"预防欺凌"的对策，班主任委托作为 SC 的笔者开展关于"欺凌"的工作坊。笔者提交了实施叙事取向工作坊的方案，并获得了许可。构成这个方案的核心是拟人化（外在化）的"欺凌"和教师、学生通过直接的"互动"，使学生获得关于"欺凌"的知识。

## （三）"欺凌魔王"的记者见面会

这个欺凌魔王记者见面会的设定是想要让全国所有的中学都流行"欺凌"而十分活跃的"欺凌魔王"，在百忙之中，拜访了该学校并开办了记者见面会。设定体育馆兼礼堂的舞台是记者见面会的场地。从会场来看，左侧的桌上设置了演记者角色的 4 位教师的座位。桌上写了见面会的出席人姓名，纸是以垂幕的形式悬挂着，在那里写了记者座位。与其一起呈日语片假名"ハ"状的另一侧也摆有桌子，那个垂幕上写着"欺凌魔王大人之席位"。学生在舞台下的地方按年级、班级各分两列纵列坐着。主持人角色的教师（以下简称主持人）拿着麦克风，宣布记者见面会开始。

"大家好，我们现在开始吧！活跃在全国所有中学的欺凌魔王大人在百忙之中，特意莅临我校。利用这个难得的机会，他想让大家知道欺凌是什么，然后再把欺凌推广到全国中学。欺凌专家——欺凌魔王大人召开了此次记者见面会。那么就让我们有请魔王大人！"

在舞台侧边做准备的扮演欺凌魔王角色的笔者穿着魔王的装扮走向了魔王座位（魔王身上戴着的配饰有大大的黑色尖顶帽，看上去就像坏人设计的黑色墨镜，以及包裹全身的黑斗篷。具体如图6所示）。一坐到座位上，魔王就开口说了以下的话。

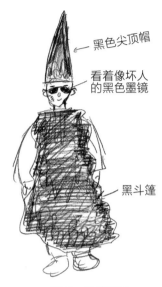

黑色尖顶帽

看着像坏人的黑色墨镜

黑斗篷

图6　欺凌魔王

"本魔王是欺凌魔王，如果这是一所到处都是些懦弱家伙的中学的话，你们就给我看着点，哈哈哈哈哈……"欺凌魔王一开始就给自己加油打气，摆出一副很傲慢的样子。看到那样的服装再加上那副傲慢的姿态，学生们发出了一阵喧笑声。

此外，记者见面会的记者方的提问事项是为了让学生们通过欺凌魔王回答记者的提问，更加了解欺凌的组成、构造以及进展情况（中井，1997）。这些提问都是笔者事先与扮演记者角色的教师们商量并决定的。

主持人：哎唷，真的是一开始就很有气势呢！您的活跃程度可真是令人惊叹啊！那么首先，麻烦欺凌魔王大人您进行一下自我介绍。因为到现在为止，在这所中学里您还没怎么出面过，也不太活跃，也许还有学生不知道魔王大人您的名号……

笔者（以下记为欺凌魔王）：本魔王正准备在这所学校也出来活动活动呢！本魔王最喜欢无视他人、排挤同伴、恶意嘲笑，像在学校里，特别是在有人类团体的地方，肯定是需要本魔王出现的。

主持人：那么，就麻烦魔王大人告诉我们吧！我们也希望让欺凌在这所中学流行起来。

欺凌魔王：本魔王这么忙，还特地来这儿，就是为了让欺凌流行起来。本魔王听说在这所中学，已经有想成为本魔王手下的人在开始活跃了，而且已经有人在无视他人，并用狠毒的话去说别人了。怎么样？（环视了一下会场的学生）这可是真正为了推广欺凌所采取的一种稳健的做法呀！

　　主持人：您说已经有人在做着让欺凌流行起来的事了……这可丝毫不能疏忽大意呀。您的工作可要加紧了呢！那么，在座的记者们，你们有什么问题想提问吗？

　　**会场内的学生都表现出一副非常感兴趣的样子，安静并热切地听着教师与笔者扮演的欺凌魔王的互动。**

　　记者：那么欺凌的最开始，为了让欺凌在班级里流行起来，首先要做的事情是什么呢？

　　欺凌魔王：是这样的，最开始当然是选取欺凌的目标，看他是否值得本魔王欺凌。这就要在欺凌之前做推广，使其与朋友和班级的其他人分离。因为欺凌对象如果有同伴的话，那家伙会来帮他的，那么欺凌就没办法如愿了。为了让目标变成孤零零一个人，就要从一些小事做起，你要观察那家伙的措辞还有动作，然后要强词夺理地说对方脏、丑八怪、就像细菌一样之类的话，总之就是给对方贴上类似这样的标签。那样的话，被当做目标的那个可怜虫，就会慢慢地被拉远和班级其他人的距离。这样，当他变成了孤零零一个人后，就谁也不会来妨碍本魔王的欺凌，更没人会帮他。像这样的人对于欺凌者来说可是最理想的被欺凌者。这样就算完成了第一步。

　　记者：可是还有像班主任那样的成年人在呀，老师们不可能会放任不管的呀？

　　欺凌魔王：这确实是个难点，如果班主任之类的成年人介入进来的话，就会变得麻烦。可是本大王的事先准备可是非常狡猾且熟练的。其一，在班主任注意到之前，我们的推广工作要早做。也就是说为了让欺凌可以更正式地进行，首先要在班里洗脑成功。比如为了防止有人向班主任告密，事先就彻底地做好推广工作，让目标还有班级的其他人知道"chi ku li"[①]是一件卑鄙的事。这样的话，班主任还有可能协助我们促进欺凌的发生。这种做法可是非常有效果的，好用到我都想颁个大奖给它。

记者：什么？班主任协助欺凌魔王？

主持人：哎呀，不是欺凌魔王，应该叫欺凌魔王大人。（学生的笑声）

记者：啊，非常抱歉。那么欺凌魔王大人，班主任协助欺凌魔王大人这件事，到底是怎么回事呢？

欺凌魔王：嗯，这个其实是……班主任对那些被欺凌的人，也就是我们的目标，虽然无意中说了一句无心的话，我们却可以好好利用那句话。结果就是，也许最初想要预防欺凌的班主任，意外地有时会特意对目标们吐露出无心的话。这对我们来说岂不是让欺凌更正式化的绝好机会吗？周围那些什么都做不了的旁观者——也就是那些焦虑不安，对什么都做不了的自己感到罪恶的旁观者诸位，会想到作为成年人的班主任也会因为这样那样的原因让自己的罪恶感减少，那他们在一旁围观就好。这样的认知就等于直接默认了我们的欺凌。

记者：哦，这个有点复杂……真是厉害呢！就连老师也被卷入其中，并把被欺凌目标逼到绝境。您从最初就开始使用相当高明的技巧呢。那么把被欺凌目标逼到这种境地后，接下来要做什么呢？说实话我有点被吓到了，都不敢继续问了……

欺凌魔王：这样一来，让那家伙在班级里孤立无援，使其变得孤零零的一人就算完成了呀！谁都不会帮助他，他也没有同伴，这样他

---

① chi ku li：告密，指专打小报告或告密这样的行为。另外也指预备打小报告的人——告密者。Chi ku li在1970年代末，从此前一直被使用的"chi ku lu"这个词派生出来，1980年代末以不良少年为中心，在年轻人圈子里开始普及。无聊的事也一一去打小报告的人被称之为"告密鬼"。

和班级的其他人就完全分离了。这种情况就等于我们一下子进入了最后的阶段啦！

（学生们在笑）

记者：这最后阶段是？

欺凌魔王：也就是说，在班级完全被孤立的目标已变得无能为力了，因为没有任何人会支持他、帮助他，他现在是孤零零一个人，用欺凌的行业术语来形容就是无力化。

记者：嗯……好恐怖啊！把人逼到孤零零一人的绝境，快要窒息了。所以让学生被孤立，然后清除周围所有的依靠，同时让本人使不出任何力量，这用行业术语来说就叫无力化……是吗？

欺凌魔王：当然，做到这个地步才敢称作是魔王。这可是给被欺凌的家伙们进行欺凌教育。某种意义上来说就是洗脑呀！

记者：说到正因为是在学校所以才进行欺凌教育，这真的挺复杂呢！您是怎么做到的呢？关于这个欺凌教育普及率……

欺凌魔王：不告诉你。

（学生笑）

记者：这个请无论如何要告诉我呀！魔王大人。您看您，这不是在百忙之中还特意到这所学校来嘛！

欺凌魔王：好吧！其实吧，欺凌教育的目的是给目标不断灌输"反击或告密是绝对没用的"，让目标完全被我的观念洗脑，让目标觉得不管是谁，即便是用尽最后的力气反击也是没有用的，一旦反击就会受到惩罚。实施欺凌的一方会行使暴力让他们（受欺凌者）的身体记住，反击是没用的，反而会更受伤。这一阶段使用的暴力最多。然后反复不停地向受欺凌者灌输"像这样即便被打也没有人帮助你，没有伙伴站出来给你撑腰"等这种思想。当然还是会有人向以老师为首的大人们告密的情况出现，这时候就要使受欺凌者和围观者受到更加严厉的惩罚，用更暴力的手段来调教他们。

记者：为什么向大人告密要受到更加严厉的惩罚呢？

　　欺凌魔王：那是因为要保证我的那些手下，也就是欺凌者的安全。在这个关键时刻，如果大人正式介入的话，会很麻烦。好不容易走到现在这一步，当然要阻止这样的事发生。因为一些有心的大人中，会有妨碍我们欺凌的家伙存在。所以要通过暴力和言语反复地给目标洗脑"向大人告密是卑鄙的"。然后，被害者被洗脑后也完全接受了这种思想，所以也就成长为不太会和大人商量，很卓越的"被欺凌的孩子"。到此为止，欺凌者就实现了支配权。正如本魔王所愿，这样一来，即便听起来很恐怖，但是本魔王就统治了学校。哈哈哈哈（大笑）

　　记者：啊哈哈哈哈哈哈哈，你……啊，不对，欺凌魔王大人，这个完成的话，可就再没有您出场的机会了呀？

　　欺凌魔王：不要说这么蠢的话，一旦欺凌开始成长起来的话，以本魔王的做事方式肯定会好好地守护欺凌者到最后，这期间还有要做的事情呢！

　　记者：真是可怕呀，欺凌魔王大人！连暴力都用上了，我以为这已经近乎完美了，难道还有别的吗？

　　欺凌魔王：这样一来，被害者，也就是那些被欺凌的孩子，他们的世界就越来越狭隘了呀！因为在学校，只有欺凌者，也就是加害者是他们保持人际关系的唯一人选，他们被彻底孤立了。欺凌—被欺凌的关系成为他们唯一的人际关系。

　　记者：哎呀，真的好可怕。那样的话，同学和老师几乎都变成了遥远的存在。

　　欺凌魔王：记者的职业病犯了，你这话还真是尖锐。完全就像你所说的，非要追加一点说的话，被欺凌的孩子们渐渐地，哪怕这一天当中要是有一点点的时间没有被欺负，都会觉得无比幸福，并且还会认为这是欺凌者对自己的恩赐。厉害吧？他们还会对欺凌者产生感恩之情。如果能让被欺凌者们完全接受，那欺凌就一定会更好地成长起来。这种效果真是令人憧憬！

学生们鸦雀无声地听着，看样子是被欺凌的恐怖构造吓坏了。

　　记者：……这也太恐怖了，吓得我都站不稳了。其实不想再继续问了，但是难得您能大驾光临这所中学，还是想要一口气问明白，那之后的话会变成什么样？

　　欺凌魔王：这样下去的话，被欺凌者就渐渐地认为自己是没有价值的人了。那他就几乎完全被剥夺了人性，被本魔王完全支配了。这时再被强加一些不合理的要求，比如命令其全裸地绕校园奔跑啊、吃那些坏掉的食物或者垃圾啊，反正本魔王早就不将这些目标们当人对待了。而这些目标们越遵从命令，就越会在意识上觉得自己低人一等。因此也有些人会为了守住自己的最后尊严，而选择一死了之。不过如果中间有人帮助，并介入了这场欺凌计划的话，也许就不会这样……但正是为了不让其他人帮助并介入，才会制订这样的流程。

　　记者：真的是太恐怖了，我全身的汗毛都竖起来了，这完全就是报纸和电视上报道的"由于欺凌导致的自杀"！要是有完善的"救助"介入的话，其实是可以得救的呢！或者说在无可挽回之前，"救助"越早介入，受欺凌者越能获救吧？

　　欺凌魔王：确实如此。出手相助的人越多，告密的人越多，本魔王和手下可以活动的地方就会越狭小。差不多可以了吧？本魔王可是很忙的，还得去全国的中学不停地播撒欺凌的种子呢！我现在准备走了！

　　记者：啊，请稍等，魔王大人。最后的最后还有个很重要的问题，这个恳请您一定要回答完再走。

　　欺凌魔王：是什么，说来听听。

　　记者：那个，欺凌魔王大人的弱点能不能……

　　欺凌魔王：弱点，那种东西根本不存在。

　　记者：不不，您就说一点儿在这里能说的话就好了，总觉得一直都只听到您厉害的话了，我也想放心一点儿，或者想认为，啊，魔王大人原来也有这样的地方……

欺凌魔王：那种东西，没有！本魔王不是都说了吗？

记者：这个地方还请您想想办法。难得您在百忙之中莅临这所中学，您就透露一点儿嘛！比如说，如果这里有点儿弱的话，就会……或者只是那些可能会有点儿弱的地方也可以。

欺凌魔王：确实。虽然本魔王本身并没有什么弱点可说，但如果被这样的话就会变弱的东西还是有的。

记者：对对，就是那个。被这样对待就会变弱的东西，无论如何请您可以透露一点儿吗？只有恐怖的东西，总感觉有些不平衡……

欺凌魔王：这个也确实是这样，那么就破例告诉你吧！绝对要保密，这点你们可以保证的吧？

记者：那当然，秘密，这是秘密。

欺凌魔王：这样的话，那本魔王就可以放心说了。好吧，说实话，其实也是很简单的事情。是什么呢？就是将本魔王至今为止说的事反过来做就可以了。对于受欺凌者而言，要向老师和父母等那些会施以援手的成年人告密，把被欺负的事情原原本本地告诉他们，告发被欺凌的事，并寻求帮助，这是最基本的。还有向有朋友的人下手比较困难，因为朋友有时会出手相助，孤零零一个人就比较好欺负。只是，总之，根本上来说，如果有成年人彻底地介入进来，就会变成最棘手的。而且如果成年人尽可能地在早期迅速介入进来的话，那就难上加难了，就会变得特别棘手。

记者：哦，按目前为止的对话内容反过来做……特别是趁早向成年人求助、有朋友在旁边，欺凌魔王就会变弱呀！原来如此，打听到有用的事了，不愧是欺凌魔王大人，把本该是保密的事情讲得明明白白，真是大度。非常感谢！

欺凌魔王：嗯，忙里抽闲，难得有机会，来都来了，而且全校学生齐聚一堂。在大家面前召开记者会，本魔王也必须回应你们的盛情款待嘛！

5

记者：真的非常感谢。那么，在这个难得的机会，目睹了这场记者招待会的学生代表也有提问，可以请您回答吗？

欺凌魔王：嗯，也行。

记者说完"那么"，3男3女共计6人的学生代表登上了舞台。（提前在每个年级选出男女学生各1人），在事前的会议上笔者也向这些学生代表说明，需要在大家面前登台说话，但学生的发言内容并不是事先决定的。

面向会场观看的学生，将讲坛上的椅子摆成倒"V"字形，欺凌魔王居中，他的左右各三人。以下介绍与学生互动的一部分问题。

学生：为什么要将欺凌扩大范围并乐在其中呢？这简直令人难以置信。

欺凌魔王：这个嘛，本魔王是欺凌魔王啊！人类聚集的地方，就一定有欺凌。人心的软弱和冷漠是我的最爱，这样的人必须存在，缠住这种人，并慢慢将其扩大。漠不关心或者旁观的人，归根结底也是本魔王最喜欢的同伙。这些人是本魔王强有力的帮手，让那些被欺凌的家伙深信，没有人会出手相助，也没有人关心自己。能够扩张自己的势力范围，随心所欲地操纵他人，这样不会觉得开心吗？

话刚说完，学生代表之一，一位三年级的女生就好像吐掉什么脏东西一样，不屑地说道："简直就跟个白痴一样。"

这句发言，似乎给在场的学生们留下了很深的印象，在后来笔者给学生们的问卷里被一些学生专门写出来，一部分学生还鼓了掌。扮演欺凌魔王角色的笔者也相当程度地感觉到了这句话的力量，变得有些消沉。以这个学生的这句话为契机，学生们对欺凌行为的厌恶喷薄而出，对欺凌魔王的发言也开始变得具有攻击性。

主持会议的老师出来解围："这次的记者见面会，魔王大人也累了吧？我们稍事休息怎么样？"于是就像最初开会计划的一样（实际上也是有些招架不住学生的"攻击"），笔者说着"那样的话，那就等会再见"（逃也似的）冲向了舞台的侧边。扮演记者的老师们也摘下记者的名牌，做回了老师。这段时间，学生也去上厕所和稍事休息。

主持人：那么，最后再次有请魔王大人登场。请魔王大人再说点什么，无论什么都行，比如有什么一定要说的话之类的……

（欺凌魔王）怒吼着再次登场。

（台下一片失笑，响起了一阵掌声）

主持人：好像魔王大人有话要说。

欺凌魔王：竟敢暴露了本魔王的真面目？本魔王还怎么在开这种记者见面会的学校里待下去，这么不像话，还想要暴露本魔王的真面目！本来本魔王能活动的地方有很多的，你们这些白痴，A 中学全体都是白痴！大家一起来欺负本魔王，你们这到底是什么地方啊？你们这些人，都是白痴！

（欺凌魔王"哇"地哭着逃离了舞台。）

主持人：（笑着）真是没用呢！还边哭边逃走了呢！就像被大家一起赶走似的。大家已经不想让欺凌魔王再来第二次了吧？这一切都多亏了大家，大家辛苦了！

就这样，围绕欺凌展开的工作坊结束了，学生们回到班级，利用接下来的 45 分钟，再次针对从工作坊里学到的东西进行讨论。之后再回答关于此次工作坊的调查问卷。其中主要的提问答案，将在下一节探讨并分析。

# 三、讨论

## （一）从问卷调查结果的回答来看活动对于学生的心理教育效果

记入问卷调查的提问及具有代表性的回答（为了让提问事项可以具体表明在这个工作坊实施后，学生对于欺凌的感受和想法，所以这些提问事项事先由笔者和班主任老师讨论后确定。）

提问 1：试着回想那个记者见面会，请自由填写现在自己的感受以及想法，无论是什么都可以。

• 听完后，现在非常清楚怎么做会让欺凌变成更严重的欺凌。（初二男生）

以年级来看的话，初一的学生大多是重新认识到"欺凌真恐怖"。初二和初三的学生则是认为使用欺凌魔王，即这个可以称之为"外在化"的心理教育方法，非常生动。这样不仅帮助学生们了解了欺凌的构成和实情，也更新了对欺凌的认识。诸如这样的回答在初二、初三年级比较多。

提问 2：（由于字数的关系）省略

提问 3：关于欺凌魔王的记者见面会的"做法"以及"开展方式"，请自由填写自己的感受。

• 想要知道的事，记者们都帮我们问了。（初一男生）

• 与讲座之类的不一样，比较容易理解。（所有年级大多数学生）

• 比起平常听到的关于欺凌的话，用这个方法讲的内容可以不厌其烦地听下去。（初二女生）

与通常的"讲座形式"相比，此次活动形式对于学生而言感觉既新鲜又有趣，这也可以帮助咨询师和学校老师们更好地理解为何此次活动会获得好评。因为这个设定可使学生"听得下去，易懂"，所以可以有效地将欺凌的知识渗透给学生。

提问4：（由于字数的关系）省略

提问5：请填写在记者见面会中你印象最深刻的一件事。

• 非常清楚地了解了什么是欺凌魔王的弱点。（所有年级大多数人）

• （作为代表与欺凌魔王交谈过的）有一个学生，在听完欺凌魔王的话之后，说"简直就跟个白痴一样"。我也觉得（欺凌魔王）真的像白痴一样。（所有年级大多数人）

就像是反击"欺凌"，"简直就跟个白痴一样"这句学生发言给大多数人留下了深刻印象。关于这个，笔者联想到家庭疗法中的"击退害虫"的隐喻（東，2004）。这个是比如将"不登校"等问题比作"害虫"，通过实际消灭之后，从而解除了"问题"。这个欺凌魔王也是差不多相似的事。在学校这个共同体中，因为这句"简直就跟个白痴一样"的话而产生相同的联想。也就是说，在全校学生所有人的眼前，欺凌魔王因为学生的这句话而被击败，垂头丧气着，最后被消灭了（欺凌本身的象征＝"害虫"）。这句话和当时的场面给学生留下了非常强烈的印象。这件事讲述的就是"欺凌"被学生给欺凌了、输了，而且还狼狈不堪地逃走的事。这也是学校共同体全体（象征性地）战胜了欺凌的瞬间。

## （二）从叙事治疗的角度看

就如到现在为止所见到的，本节讲的是针对"欺凌"时使用叙事取向开展心理教育的尝试。这个叙事取向的直接灵感来源是小森和山田（2001）开展的以精神障碍者家庭为对象的心理教育。他们的应用是针对精神分裂症患者的心理教育，使用一个命名为"Sukizou"并被拟人化的人偶（精神分裂被外在化），让那个人偶在家庭成员面前讲一些关于精神分裂症的心理教育的相关内容。小森和山田（2001）的实践是沿袭了叙事治疗的外在化技法（将问题和病症拟人化，并与当事者交谈）。笔者的实践也是为了适用于该学校共同体而运用了这些技法。

在本节的"关于欺凌的工作坊"中，开展并讨论了上述叙事治疗中的具体治疗方法。

①使问题外在化。命名"问题"本身，以"欺凌魔王"的形象将"欺凌"拟人化，使欺凌这个问题不再是在共同体内部的、完全不可视的东西，而变为正如"拟人化"的字面意思一样的，在学生眼前外在化的可视形象。

②发现能创造预防性的效果"独特的结果"（ホワイト，エプストン，1992）。（如果）问题没有发生，White 称其为"独特的结果"。在本节，因为是预防性的心理教育，不讨论问题要是没发生的话会怎样。本案例中，学生以及教职员在与欺凌魔王的对话中，知道了欺凌魔王的弱点，而且打击了欺凌魔王，通过将其赶出该学校，使欺凌变成可控制的东西或可抑制的东西而被描述出来，完成和更新了学生和教职员对"独特"的欺凌的认识。这个预防效果格外的大。为什么呢？因为整个学校共同体全体都"战胜"了欺凌，这个成为了"解决欺凌"的经验，同时这个学校共同体（已经）掌握了舆论，会共同建立反欺凌共同体。

## （三）根据叙事取向得出的针对共同体的心理教育观点

这种针对共同体开展的叙事取向中的"外在化"心理教育，其最大的"优点"是可以加深教育"渗透"，并拓展经验给心理教育的对象（就本节而言，是"预防欺凌"的知识）。这种"知识"的渗透、拓展，不仅来自于个人的知识，更是来自于这些个人构成的共同体全员，也就是以"舆论"的方式去影响和渗透。即在叙事治疗中，作为"联盟"（本案例的"反欺凌联盟"），与对抗欺凌的"（预防欺凌的）兴趣共同体"同时成立。咨询师在那个共同体中实施心理教育。这样做肯定会让心理教育的效果变得非常好。为什么这么说呢？原因是这不仅是对个人进行知识的渗透，同时这些个人所属的共同体还会形成一种"反欺凌"的地方性舆论（联盟）和文化。

以上实践的结果，是在以欺凌的心理教育为目的开展的叙事治疗工作坊在学校共同体中，促使作为当事者的教师与学生团结起来。最终教师与学生，即学校这个社区，自发地强化了共同体的感受性和文化，大家通过（预防性地）"打倒欺凌"去对抗欺凌。

附记：本节的内容是将笔者在日本心理临床学会第23回大会所做的发表经过大幅度添加与修改而形成。感谢报告主持人奈良大学前田泰宏教授的指导。

## <书籍导读>

ウィンスレイド, J., &モンク, G. /小森康永 (訳). 2001. 新しいスクールカウンセリングー学校におけるナラティヴ・アプローチ. 金剛出版

本节中笔者介绍的在学校共同体中实施的叙事取向手法正是参考了这本书。书中无论是理论知识，还是实践指导都非常有新意。另外，一些读者想要在学校临床中开展叙事取向的话，这本书非常值得参考。

ホワイト, C.,&デンボロウ, D. (編) / 小森康永 (監訳). 2000. ナラティヴ・セラピーの実践. 金剛出版

叙事治疗实际要如何"使用"，还是要根据具体事例具体对待。本书可以说是一本具有实践指导性的关于叙事治疗的入门书。尤其是面向共同体的叙事治疗取向上，本书结合具体事例展开说明，内容浅显易懂。

モーガン, A./小森康永・上田牧子 (訳). 2001. ナラティヴ・セラピーって何? 金剛出版

本书主要解说与叙事治疗相关的"术语"，其理论框架很易懂。本书不仅有对成为叙事治疗整体框架的社会建构主义的解说，还包括对问题的外在化、主导物语／替代物语（dominant／alternative story）、不知的立场等理论术语的解读。此外，书中关于叙事取向的"立场"的阐述也让人很容易理解。

## <参考文献>

東豊. 2004.「虫退治」の枠組みで行う不登校の家族療法　日本ブリーフサイコセラピー学会(編). より効果的な心理療法を目指してーブリーフサイコセラピーの発展Ⅱ. 金剛出版, 149-167

伊藤亜矢子. 1998. 学校という「場」の風土に着目した学校臨床心理士の2年間の活動過程. 心理臨床学研究, 15(1), 659-670

小森康永・山田勝. 2001. 精神分裂病の家族心理教育におけるナラティヴ・ア　プローチ. 家族療法研究, 18(2), 143-150

中井久夫. 1997. いじめの政治学. 中井久夫. アリアドネからの糸. みすず書房, 2-23

田代順. 2008. 学校コミュニティへのアプローチ　矢原隆行・田代順(編). ナラティブからコミュニケーションヘーリフレクティング・プロセスの実践. 弘文堂, 85-106

ホワイト, C., &デンボロウ, D.(編) / 小森康永(監訳). 2000. ナラティヴ・アプローチの実践. 金剛出版

ホワイト, M., &エプストン, D. /小森康永 (訳). 1992. 物語としての家族. 金剛出版

## 点评：欺凌魔王的冒险

森冈正芳

　　叙事取向的基本特点之一是有想象与虚构的功能。法国心理学家皮埃尔·珍内特（Pierre Janet）最先关注到这个功能。在上篇第一节，笔者曾说过，空想和游戏是人们的内心世界不可或缺的东西。空想在心与现实世界之间创造了缓冲地带，从而生成了容易生存的现实。虚构可以说是临床叙事取向的动力源泉。那么它的功能如何在实践中被活用呢？

　　从这个意义上来说，田代老师报告的这项心理社会援助的案例，不仅在学校开展了独创性的心理教育，同时还是一种值得人们去深思的拓展型叙事治疗实践。欺凌这个难题，一旦事态发展起来，不仅给当事者，还会给学校内外带来复杂的混乱，之后再想要去恢复就会有很多困难。对于那些被害者而言，伤害会延续到之后很长的一段人生。叙事取向在心理治疗的语境中，尤其是针对创伤援助有着非常积极的意义。临床报告中以事例报告居多。

　　另外，处理欺凌时预防性的对策是不可欠缺的，所以也要导入预防教育的援助。开展预防教育的时候，心理教育需要多费工夫。即使某次讲义或某场研讨会开展得再顺利，它们给参与者留下的印象也很快就会衰减，并会被公式化处理。无论如何，比起讲义，角色扮演和心理剧这样的团体工作坊更有效果。

　　在假想的世界里，参与者们可以试着体验一下欺凌，共同去体验欺凌是如何产生的，在这期间会有各种各样的新发现。这是一种全体成员参加的工作坊方式。正因为如此，参加者全体都会有印象，这与讲义的效果不同。

　　田代老师的想法看上去是即兴表演，实际上是从叙事治疗的"外在化"手法中获得灵感，并准备周全。这一切全靠有现场的教师们协助才能完成，包括"欺凌魔王的记者见面会"这个舞台的设置，应该花费了很多的工夫和时间。尤其是主持人和扮演记者的教师，他们的表演真的非常精彩。另外在这里，还有一个不可缺少的环节就是需要事先在学校里很好地与学生进行互动，把握好遣词造句，掌握班级气氛等特征。叙事治疗工作坊在一些个别团体（家庭、学校、公司等）的固有的语境中是有意义的，但绝对不可能一下子进行普及。

外在化不是想象中的互动，而是使用具体物品这样一个机关或媒介，将"问题"可视化。欺凌魔王的登场当然是虚拟的故事，很幽默，而且活动中将欺凌这个人物局限并汇集在魔王的姿势与言行举止中。因此学生们可以安心参加，且大家都津津有味地讨论从现在开始会出现什么东西。在这样的框架中，魔王的叙述又是恐怖的，实际地压迫着学生们。

虚拟的人物也可以借由人去操作表演，创造出某种现实：像欺凌魔王一样古怪地说话。在日常生活中，欺凌被视作为最消极的东西，是经常被以否定的方式对待的社会现象。欺凌的花招等也从未被积极示人过，因此是肆无忌惮并无法言喻的东西。尤其是稍不注意，教师可能会变成欺凌的祖护者这点，当教师、学生汇聚一堂时，大多学生会采取寡言少语的态度。日常的学校语境中重视的价值和意识在剧中颠倒扭转，欺凌的过程用一种积极的方式，被认真地表达出来，这样就使心理教育非常有效果。

在欺凌魔王的舞台上，观众们就像被施了魔法一样，进入欺凌的现实中，某一个女学生说了一声"简直就跟个白痴一样"，由此，这个虚拟的现实就云消雾散了。这也意味着欺凌创造出的恐惧感也是一种错觉，兼备使其幻灭的效果。而且最后以大家都笑了的方式，欺凌魔王完美地退场了。

尽管说这是假想，但是战胜了欺凌的学生们在参加这个工作坊前后变得不一样了。在学生们事后的问卷调查中，多数学生首先列举有印象的地方是掌握了欺凌魔王的弱点。欺凌魔王没想到反而被欺凌，然后逃走。舞台创造了与日常生活不同的学校生活的语境，颠倒的力量关系在这儿再一次逆转了，使一切回归到原来的生活。可是事后的生活与工作坊之前的生活有了些许不一样，这是叙事外在化的效果。

怀特的叙事治疗学派所做的实践就是让叙事治疗积极地构成假定法式的现实，并将在此基础上产生的新成果在之后的治疗中活用。而在田代老师的实践中，不需要进行"如果……的话"的提问，参加者可以直接提问站在面前的欺凌魔王。这个场景不是假定法，而是确确实实地直说现在法，这种真实的体验在之后学生的学校生活中大概也能被继续运用吧！

# 第十节

# 老年人的回想法

·

山口智子

## 一、在超老龄化的进程中

日本是超老龄化社会。预计到 2035 年，65 岁以上的老龄人群将超过日本总人口的四成。据推测这四成老人中，又有近四成为独居（国立社会保障、人口问题研究所，2013）。如今，老人如何健康地度过老年期，不仅是个人的问题，也是社会的问题。在这样的背景之下，近年来"老年人回想法"作为老年痴呆预防和看护预防的手段受到瞩目。巴特勒（Butler，1963）是其中的先驱。在日本，从 20 世纪 90 年代就开始了针对养护机构的老年人团体回想法的实践和研究，之后发展成为社区回想法（黑川，1995；野村，1998；远藤，2007）。

本节笔者首先要介绍对于老年人回想行为赋予意义的研究变迁，其次是概述回想法在日本的推广，最后再讨论实践与今后的课题。

## 二、对老年人回想行为赋予意义的研究变迁

### （一）生涯回顾的提倡——生涯回顾（life review）与回想（reminiscence）

1963 年，巴特勒根据其作为精神科医生的临床经验指出，老年

人意识到死亡将近而产生生涯回顾（life review）的行为是自然而普遍存在的，这具有解开心中纠葛、发现人生的全新意义的功能。以往老年人的回想被当作老化的表现，被认为是负面的："老年人的重复话语是老化的表现"，这曾是主流描述。与此相对，巴特勒使用生涯回顾一词，提出了"老年人的回想具有积极的意义"的全新描述，促进了人们对老年人以及老年人回想行为的认识的转变。之后以欧美为中心，生涯回顾与回想的研究以及临床实践得到了广泛的开展。具体实践应用上，将生涯回顾法和回想法进行区别的研究较多：生涯回顾法是以重新评价和总结人生为目的，回忆整个人生；回想法却不是以重新评价和总结人生为目的，而是任选主题，由老人叙述快乐的回忆，以增进老人与他人的交流，这一活动大多是在团体中开展。生涯回顾法被指出可能会勾起负面回忆，有导致抑郁的风险，应由专家带领实施；而回想法因为不需要专家参与，所以得以在各种各样的领域开展。

### （二）巴特勒的经历——倾听老年人话语的起源

那么，巴特勒为什么会对老年人的回想提出全新的描述呢？下文将基于国际长寿中心（2010）主页里记录的内容进行讨论。

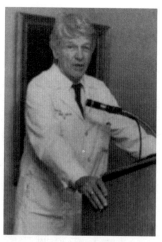

巴特勒在曾获得过普利策奖的《为什么老后是悲剧？——美国老年人的生活》（*Why Survive? Being Old in America*）一书的前言中，写下了自己的成长经历。巴特勒在 11 个月时父母离异，之后被祖父母收养。受到经济危机的影响，祖父失去农场而后离世。7 岁起，他和祖母

图7　巴特勒博士

相依为命，靠政府的食品救助过活。此外，他还记述了因为火灾失去

家产的经历。巴特勒受到了祖母即使如此也不气馁的精神力的感召以及家庭医生的影响，选择成为医生。27 岁时，他曾因为医生同事对老年人的傲慢态度，愤而辞职。从这些经历来看，或许是与祖母的共同生活使他产生了对老年人的敬意，进而在之后提出了生涯回顾这个重要概念吧！如果没有对老年人的敬意，很难在繁忙的精神科诊疗中认真地倾听老年人的话语，也就会人云亦云地把老年人的话语当作是"老生常谈"。没有倾听的姿态，也就不会有发现老年人用讲述解开纠葛、发现人生全新意义这样的转变。倾听老年人的回想时，倾听其讲述的姿态至关重要。

## （三）之后的提案——老年歧视（ageism）、老有所为（productive aging）、长寿革命

巴特勒不只提出了生涯回顾和回想等，还针对老龄化社会提出各种建议，故他也被称为老年学之父。1969 年，在他 41 岁的时候，提出了老年歧视（Ageism：对年纪的差别对待）一词，指出了美国社会中的老年人面临的歧视，力求社会改善。1983 年，巴特勒 56 岁，当年哈佛大学的萨尔茨堡交流会上，"人口老龄化"成为了议题，当时的关键词是老有所为。这是一个针对步入老年群体的人所提出的新观点，受到了与会人士的重视。在日本，这一词有时也被译作社会贡献。巴特勒的提案说道，理想的老龄化是指老年人不只作为接受社会援助的客体，其自身也具有生产力。具有生产力包括有偿与无偿的劳动，不只是志愿者活动，照顾家人或者照顾自己也包含在内。他还提到人类史上首次迎来了老龄化社会，社会结构的变革迫在眉睫。"应对老龄化负担过重，不欢迎长寿"这样排挤老年人的认识十分危险，巴特勒从中感受到了危机，继续提出"长寿是人类共同的期望，在老年人可以健康快乐地生活的社会中，老龄化是恩惠，能够创造财富"（长寿革命）。在 60 岁时，他在美国成立了 ILC（International Longevity Center，国际长寿中心），之后他为世界范围内的长寿研究网络的建立

作出了贡献。巴特勒于 2010 年去世。巴特勒的理论及生活方式促使我们思考长寿社会的形态、老年人的社会地位与生活方式。老年人回想法也有必要沿着这个思路展开讨论。

# 三、回想法在日本的开展

## （一）团体回想法——广泛的实践与研究的积累

在日本，野村（1998）整理了回想法的理论和技法，并指出在养老机构的入住者中使用团体回想法，是因为它能促进人际交流，带来老年人的行为变化。黑川（1995）指出，针对患有老年痴呆的老年人开展的回想法虽然无法完全治愈老年痴呆，但是有可能预防脑功能退化，提高大脑功能。从此以后，回想法作为帮助老年人的技法，在养老院及医院盛行开来。2002 年，师胜町（现北名古屋市）展开了积极使用老年人回想法的活动，随后各地相继将回想法列入介护①预防的项目中。这一时期的回想法，每周开展 1~2 次，总计 6~8 次为一个周期，选择"儿时的游戏"等便于参加者发言的主题，以在团体中叙述回忆的形式展开。有时也使用能够激发五感的照片、音乐、老物件、食物等作为媒介，还有开展回想法的实践指导手册的制作活动。

在日本国立国会图书馆搜索"回想"，有关老年人的回想、回想法的博士论文，仅日本国内的研究，在 1996—2011 年的 15 年间就有 18 份。这仅仅是博士论文的数量，若算上其他书和论文，将是一个非常庞大的数字。学术研究领域遍布心理学、社会福利学、保健学等多个分支，其中许多是针对健康或患有老年痴呆的老年人，探讨团体

---

① 介护是看护、照顾的意思，以照顾日常生活起居为基础，为独立生活有困难的人提供帮助。其基本内涵为对自立生活的支援，对当事人正常生活的实现、尊严及基本人权的尊重和自我实现的援助。其对象是生活不能自理的弱势人群，包括不能完全独立生活的老年人、儿童和障碍者。——译者注

回想法的效果。回想法的效果是促进老年人的情绪安定与活跃、提升动力、促进人际交流、获取生存意义、制作护理计划、改变护工对老年人的印象（奥村，2010；津田，2012）。团体回想法被认为是对老年人的援助方法，而其效果目前还处于研究积累的阶段。

## （二）回想法的发展——全新角度的回想法

1. 建立社区间的联系：社区回想法

爱知县西春日井郡师胜町（现北名古屋市）在 2002 年，开展了"回顾过往（回想法）活动"（远藤，2007）。利用回想法的目的是防止（老年人）闭门不出和实现介护预防、老年痴呆预防，同时还希望振兴社区。其内容为开办回想法学校、组建支援回想法活动的志愿者团体、开展相关调查、评估活动、编写教材、召开座谈会等。当时有人捐赠了一个旧民宿，活动组织者把这个旧民宿整修为回想法中心。整修结束后，回想法学校就在这个回想法中心开办了。此外，活动组织者还尝试着让毕业于回想法学校的老年人作为"先锋队"，参与社区的活动，通过教授孩子们旧时的游戏等方式促进世代间的交流。像这样，待老年人从回想法学校毕业后，以回想法所建立的联系为基础，邀请他们继续开展社区活动，这也是活动的目的之一。特别是老年人不再是接受援助的对象，而是积极参与社区振兴这一观点，可以说是将巴特勒提倡的老有所为与长寿革命理念具象化。在这样的活动中，团体回想法成为了陌生人之间深入了解彼此的契机，具有决定性的意义。

2. 生活回想法：回想空间

医生小山先生（2011）指出，所谓老年人介护的回想法，在医生高度参与的情况下，会变得比较偏理论和学术；而在护工参与的时候，参加者和护工都会把活动当作一种娱乐活动而享受其中。其中很有趣的现象是，能够愉快地完成每周一次回想法的只有患轻度老年痴呆的老人，处于重度老年痴呆状况的人，即使在回想法中出现了好的反应，在结束之后也还是容易出现问题行为。如果想让回想法充分体现效果的话，要么老人每天都开展回想法，要么将机构的生活空间改造成能够促进回想的环境。小山医生把介护机构比作"成人学校"，并介绍了不稳定的入院者慢慢安定下来的事例：

K患有重度老年痴呆，并且有比较严重的问题行为，他在这样的状态下被送到针对老年痴呆的特别病房。对于在大喊大叫的K，周围的其他老年痴呆入院者会提醒他："安静点，好好上课了！"然后他询问工作人员在这里要做什么，当听到"这里是学校，所以等会要上课"时，他突然变了，而且还能老老实实地上课了。曾是高中老师的K，在随后的"课程"中负责讲课。最后K还恢复到了可以在老年公寓居住的状态。

小山先生记述道：K进入了最光辉灿烂的"回想空间"，恢复了尊严和自信。这个事例展示了对老年痴呆患者而言，创造回想空间这件事所具有的意义以及语言所拥有的力量。另外也说明了人是多么具有社会性的存在，意义以及意义世界是多么重要。那个空间在外人看来，是一栋老年痴呆专用楼，但对老年痴呆患者来说却是"成人学校"，那个空间是K和其他住院者一起共同拥有的。如果想象笔者因为老年痴呆入院了，那里既不是医院，也不是酒店……的话，那这里是哪里？笔者一定会陷入不知所措的不安中。为了引起周围人的注意以及自我确认，说不定笔者也会像K一样大喊大叫。不难想象患上老年痴呆的老年人，因为认知能力低下，无法理解入院这一事件，因此所产生的混乱和不安会增加。而如果把机构当成学校的话，入院者就能够根据过去学校生活中所掌握的处事之道来生活了。

3. 精神回想法

精神回想法由麦金利（MacKinlay.E）提出，指的是赋予人活着的意义，重视喜悦与悲伤的同时，叙述生平故事（Elizabeth MacKinlay, Corinne Trevitt, 2010）。这种回想法，是通过与患有早期老年痴呆、自述了自身体验的克里斯汀·戈登（Borden. C. 结婚后改姓为布莱登，Bryden. C.）进行深入对话后产生的。这一发现为人们理解老年痴呆患者带来了巨大的影响。克里斯汀被告知患上老年痴呆后，十分害怕会连重要的家人，甚至自己都分辨不清，所以她通过与人对话，来确认自己没有丢失心灵。麦金利根据这段经验，总结出了这个回想法，作为与背负了老年痴呆这一苦难的人共度人生之旅的方法。在总计6次对话中，开展了6个话题：①人生——活着的意义；②人际关系——孤立与联系；③期望、恐惧、担心；④衰老、超越；⑤宗教信仰、心灵的关注点；⑥践行信仰、心灵的关注点。这些对患有老年痴呆的老年人来说，无疑是困难的问题。但是对十分担心失去自我的早期或中期老年痴呆患者来说，这些是与他们切身相关的问题，并且患有早期或中期老年痴呆的这些老年人是可以将这些内容叙述出来的。这是对于老人整个人生的生涯回顾，与前文中所说的团体回想法的目的和方法都不一样。精神回想法不只是对老年痴呆患者，对被告知患癌症等重症、经历了失去身体机能或失去重要的人，想要重新追问人生意义的老年人而言都是十分有效的。

在以上内容中，笔者介绍了3种可作为新的发展方向的回想法。这些方法和团体回想法一样，重视的是积极地回想，不去勾起未解决的纠葛等消极的回忆。如果触及了消极的体验，则参与者们要耐心地倾听，并且要着眼于跨越障碍的力量。此外重视社区或机构等生活空间，直面丧失和危机，在面对"我的人生是什么"这样切身的问题时十分有效，可以帮助老年人理解自己所生活着的时间和空间。

## 四、临床实践和今后的课题

### (一) 对丧失赋予意义的回想

笔者有过协助组织团体回想法的经验，但没有自己单独计划并实践过。在此想介绍笔者在冲绳的医院开展的临床实践。

有一天，因患脑梗塞而左侧手脚麻痹的 S 拖着左脚，来心理室接受心理测试。他一开口就说："我竟然变成这个样子，太可悲了，怎么会变成这样呢?"听到这样的话语，笔者对是否为其开始心理测试表示出迟疑。S 又说："虽然我在战争中吃了苦，但战后受到孩子的照顾……如今孩子们和孙子们都对我很好，只有这件事让我太烦恼了。虽然大家都跟我说后遗症很轻，太好了，不要如此悲伤。"当笔者接着以上内容说"冲绳战役美军登陆，真的是很痛苦的回忆吧，是不是现在和当时一样有着紧紧被追赶的感觉呢"时，S 的表情突然变了。"当然，我当时拼命逃跑了。"他的眼睛一直盯着这边（也许不是看着笔者，而是沉浸在过去的回忆之中，视线停住了），一边开始仔细回想从何处逃往何处，时间地名等细节，一边说，"白天怕被发现，所以在夜里一片漆黑的时候逃跑，同行的人之间一句话也不说。"在他的叙述中用的是现在进行时。然后没过多久，"啊，跟那时相比，这点事情根本不足挂齿……我小学时还是接力赛选手呢! 还参加过运动会比赛。所以现在才感觉分外悲伤吧!"笔者脑中浮现出在加油声中奔跑的 S 的身影，无论遇到什么苦难都靠自身努力跨越过去的 S，如今变得手脚麻痹无法自由行动，会更加悲从中来吧? 心理测试结束后，S 说："我加油看看吧，谢谢了!"便离开了房间。

这次是在心理测试这样的设置下的会面，笔者感到了一瞬间的疑惑，不知道如何应对才好。当 S 再三重复着："我只有这一个烦恼"时，笔者就尝试去确认了 S 的感受是否与战时被紧追着的心情重合。当然轻易提及创伤体验是很危险的，但是 S 主动提起"战时吃了苦"

这样的战争话题、经济状况以及与家人的关系等等，并把初次面谈（intake）的信息都告诉了笔者。这些叙述就像是当 S 说着"为什么会变成这样呢？是我做了什么坏事吗？"这样多次生涯回顾后，反复自问自答后的结果。笔者也是在感应到 S 传达的"虽说是要做心理测试，但希望咨询师能倾听一下我的这些话"的强烈信息，以及感受到了 S 所拥有的力量，才鼓起勇气聊到了战争话题。对于"是被追赶着的感觉吗？"的提问，S 回答道："嗯，我拼命逃跑了。"从这里 S 开始了他的战争回想，通过对"黑暗、沉默、逃跑"等战争的回忆，重新把身体机能的丧失认识成"无关紧要的事"，通过叙述（晴天的运动会、加油、跑步）等回忆，为对麻痹的悲痛赋予了新的意义。当叙述新的意义赋予的时候，会不会也提及类似的且对比的回想呢？与 S 的遇见，仅此一次。虽然没有讨论到是什么样的回忆产生了新的意义，但是这次遇见深深地留在了笔者的记忆里。像这个个案一样，探讨产生新的意义赋予的回想过程，是今后的研究课题。

## （二）将家人联结起来的回想——"祖父母与孙儿的回想法"和返乡之旅回想法

老年人想对谁述说自己的人生呢？笔者想，应该是希望继承故事并共享回忆的孙儿吧！于是尝试了"祖父母与孙儿的回想法"（山口，2008）。这是身为孙儿的大学生倾听了祖父母的回想，而祖父母也认为自己的孙子想倾听他们的故事（人生的叙述）。为了不增加孙儿和祖父母的心理负担，笔者首先对祖父母和孙儿解释了回想的目的，采取了完成后由身为孙儿的大学生来报告这样的形式。其次，为了验证回想法的效果，在回想法实施前后，请祖父母回答了主观幸福感问卷，而身为孙儿的大学生则回答自我同一性问卷。

问卷结果显示从祖父母的主观幸福感和孙儿的自我同一性的问卷得分中没有能够确认到回想法的效果。但是，从祖父母的记述中我们看到"通过叙述出痛苦的回忆而得以在漫漫旅途的尾声感觉到了幸福""如果（孙儿）将来遭遇不幸时，能够想起以前听过的故事，坚强地活下去就好了""建起了心与心的联系，太好了"之类的话语。这些还是呈现出了一定的回想效果。另外，有个学生来交问卷的时候，对笔者说："虽然（问卷）这里没有写，但奶奶对妈妈说今年回家过年吧，这可能是最大的变化了。奶奶告诉我，她把早年失去母亲的妈妈当作女儿一样看待，因为奶奶对妈妈一直以来都很严苛，因此我当初还在想奶奶到底在说什么呀，可是现在奶奶的确对妈妈变得温柔了许多。今年过年的时候，每当家里来了亲戚，奶奶都会说她的孙女倾听了自己的故事，说得我都有些害羞和困扰了。"祖母因为孙儿愿意倾听自己的回忆而感到高兴，甚至给婆媳关系带来了变化。

另外，还有学生和祖父一起回到了祖父的故乡。下面是那名学生报告的一部分：

### 祖父传达的东西

"结下缘分了。"在津和野之旅结束的时候，在车站祖父突然没头没尾地跟我说了这句话。祖父希望将自己对津和野的思念以及他的足迹与孙辈相连接的深切愿望就这样实现了。祖父到底从何而来，曾想往何处去，我过去一无所知。经过战争年代，祖父在剧烈变化的世界中坚韧地活着，成为了如今我眼前的这副面容。现在我更觉得祖父的身影深深刻在了我的心底。通过这趟旅程，祖父带着作为孙儿的我见识了许多历史及印迹。在故乡津和野，祖父带我见了许多他心心念念的地方和人，并与之寒暄。我在真切地感受到祖父在慢慢老去的同时，为了拾起了祖父曾经生活的点点滴滴，跟在祖父的后面走着。津和野之旅，就像祖父要留给我的遗言一样，或许这是他最后一次见到故乡，所以要留下一个交代一样。……这是为了学习回想法所做的尝试，但通过一周与祖父共度的旅行，我感受到了回顾人生的强大力量。祖父告诉我，所谓回顾，其实就是在向前展望吧！……自从了解了回想法这种疗法，我开始喜欢上了"积极向前"这个词，或许是多亏了祖父的教导吧！不仅仅是指向光亮，也不仅仅是加油，希望这个词语的热量和力量可以拭去感受到衰老的人们的悲伤。……（森冈，2006）

从这段文章的字里行间我们可以感受到祖父与孙儿之间深入的交流。老年人，也许就像电影《野草莓》中的艾萨克博士一样通过寻访回忆中的地方，而获得可以更加深入回忆的机会。祖父母与孙儿一起旅游这样的世代间交流，返乡之旅时家人间丰富的交流，都可以促进家族的传承。这不是老年人与援助者之间的回想法，而是恢复和加强家人的联系与羁绊的沟通交流。小山（2011）指出，工作人员能做到倾听回想，如果家人可以一同回忆倾听的话，那效果可能会更好。回想法作为一种援助方法，由援助者实施，难道老年人的重要回忆只由老年人和援助者分享就足够了吗？作为回想法的实践，会不会从家人手里夺走老年人重要的回忆呢？

## （三）临床实践的议题——思考"什么是回想法"的必要性

在诸多有关团体回想法的实践和研究报告中，是否尚未形成"回想法＝团体回想法"这一框架呢？

在老年人机构的社会福利专业实习中，有名学生对临终关怀很感兴趣，她选择了和对说话没有反应的老年人来进行对话。这名学生每天带来双方都感兴趣的相机交给老年人。在一边让老年人看着自己曾经拍下的照片，一边沟通中，这名学生似乎看到了老年人的反应。另外还有名学生，在尝试请曾是僧人的老年人读经之后，发现该老年人拿着经卷的手的手部肌肉萎缩症状在逐渐减轻，声音也逐渐恢复了张力。

　　笔者深感学生们的真挚关切，也再一次认识到与在过去的人生中十分重视的事物接触是非常有力量的，但当时并没有把这些归类为回想法。当回想法的指导手册制作完毕，团体回想法的实践和研究报告也大量开始出现，同时这些也局限了回想法的形式。从学生们的实践中我们可以看到，对于老年痴呆症状恶化、兴趣低下的老年人来说，回顾人生中曾经珍惜过的事情、能够在心中引起反响的回忆是很重要的。不要被"回想法是团体形式的、每周一次的、定好主题的实施方式"这样的框架束缚是有必要的。并且回想不仅仅是用语言来表达，还可以通过踏麦苗①等动作去扮演过去的角色，这样也可以成为表达其真实面貌的回想。咨询师有必要去思考：让回想法超越团体回想法的局限，思考对于老年人来说，面对谁、如何叙述（包括扮演过去的角色），才有意义。

## 五、回想法所具有的意义

　　笔者在倾听居家养老的老年人的回想时，感觉比在心理咨询中听得更加轻松些。因为老人们不是处于迫切地需要解决心理问题的状况，而且每个老年人都是叙述人生的熟练者，因为他们深知"叙述的力量与不叙述的力量"，以及因为叙事而产生的"与叙述的距离感"（山口，2004）。另外，对创伤的治疗也一样。度过时间就是疗愈方法，可以在一路克服、跨越的关系中呈现出"时间的力量"。当对方重复着"无聊的人生""为什么我变成了这样呢"等话语时，倾听者就要承担更加积极主动的角色。"我在倾听你的叙述""我能感受到你努力克服了这些，而走过了这一路"之类的回应可以促进会话的继续展开。回想不只是叙述者的工作，而是在叙述者和倾听者之间即兴展

---

① 踏麦苗是指以前人们在秋季播种的麦类植物发芽后，用脚去踩踏的农家作业。通过踩踏匍匐在地上的麦芽，可以预防麦芽在冬季的寒霜高发时节受到霜害，防止徒长，增强根部张力，提高耐寒性。

开的，从中才可以产生出新的意义。

当我们面对危机，比如说被告知患老年痴呆或者某方面障碍的时候，要如何接受呢？可能会像克里斯汀和 S 那样感到十分受打击吧！只要想象一下，我们将像他们一样，可能会面对失去自我、给家人添麻烦的不安时，我们就可以感受到被孤独和绝望紧逼着。如果这种时候，可以有人倾听，可以回想人生的话，那意义是重大的。我们就能够变得即使面对眼前袭来的痛苦与不安，也能找出自我延续性和人生的新意义，进而发现人生中未完成的事情。

对老年人的心理援助，现阶段与其他年龄段相比还仍然很少，但现在在老年痴呆疾患医疗中心，已经开始设置专职的临床心理技术岗位了。虽然还是以神经心理学的测试为主，但我们同时也期待重新评估精神回想法等回想法的意义及其可以带来的效果。

附记：本节执笔根据 *N: Narrative and Care* 第 4 号刊载的论文《回想法——从技法到恢复沟通》（山口，2013）修改而成。图 7 的照片承蒙国际长寿中心的厚意而得以刊载。

## ＜书籍导读＞

ボーデン, C. /檜垣陽子 (訳). 2003. 私は誰になっていく
の?—アルツハイマー病者から見た世界. クリエイツかも
がわ

被诊断为早发型老年痴呆的作者，记述下了由于患老
年痴呆，自己感到了怎样的焦虑和困难的内在情感体验。
这是能感受到当事者亲述的力量的一册书。在此之后，《私
は私になっていく—痴呆とダンスを》（ブライデン，C./
檜垣陽子（訳），2004. クリエイツかもがわ，2012 年新版
改定）也被出版了。

野村豊子. 1998. 回想法とライフレビュー——その理論
と技法. 中央法規出版

本书把回想法与生涯回顾的理论、意义、效果等引进
日本，可以称为先驱。本书的内容不只是理论讲解，还详
细介绍了关于团体回想法实施时实际情况的记录表等，并
附有详细的解说。通读本书，读者能感受到作者是在充分
准备的基础上实践并开展了回想法。

岡本夏木・山上雅子(編). 2000. 意味の形成と発達. ミ
ネルヴァ書房

本书论述生涯发展中意义形成的各种形态，展示了心
理治疗对老年期来访者带来转变的可能性，以及与老年痴
呆患者共同见证、发现意义的过程。对何为意义、意义的
形成与变化有兴趣的人而言，这是一本好书。

## <参考文献>

Butler, R. N. 1963. The Life Review: An Interpretation or Reminiscence in the Aged. *Psychiatry*, 26, 65–75

遠藤英俊 (監修). 2007. 地域回想法ハンドブックー地域で実践する介護予防プログラム. 河出書房新社

国立社会保障・人口問題研究所. 2013. 日本の世帯数の将来推計 (全国推計)

(http//www.jpss.go.jp) (2014年11月11日閲覧)

国際長寿センター. 2010. 豊かな高齢社会の実現をめざして (ロバート・バトラー博士特集号) 長寿社会グローバル・インフォメーションジャーナル, 15. (http//www.ilcjapan. org/chojuGIJ/15.html) (2014年11月4日閲覧)

小山敬子. 2011. なぜ,「回想療法」が認知症に効くのか. 祥伝社

黒川由紀子. 1995. 痴呆老年人に対する心理的アプローチ. 心理臨床学研究, 13.169–179

マッキンレー. E., &トレヴィット, C. /馬籠久美子(訳). 遠藤英俊・永田久美子・木之下徹 (監修). 2010. 認知症のスピリチュアルケアーこころのワークブック. 新興医学出版社

森岡里実. 2006. 祖父が孫に伝えるもの. 地域と臨床, 15, 112–116

野村豊子. 1998. 回想法とライフレヴュー―その理論と技法. 中央法規出版

奥村由美子. 2010. 認知症高齢者への回想法に関する研究. 風間書房

津田理恵子. 2012. 懐かしい記憶から引き出す生きがいー特別養護老年人ホームにおける回想法の介入効果. 現代図書

山口智子. 2004. 人生の語りの発達臨床心理. ナカニシ

ヤ出版

　山口智子. 2008. 世代間交流を促す「祖父母と孫の回想法」の開発 – 祖父母の自己語りと自我同一性の関連. 平成17年度～平成19年度科学研究補助金 (基盤研究(C)) 研究成果報告書

　山口智子. 2013. 回想法 – 技法からコミュニケーションの回復へ. N: ナラティヴとケア, 4, 39–45

# 点评：老年人回想法

森冈正芳

老年人意识到死亡的临近时，展开生涯回顾（life review）是一个自然并且普遍的过程，而这与解决矛盾和发现人生崭新的意义也有关联。"老年人的回想具有积极的意义"，这是回想法的创始人巴特勒（Butler, R. N.）所提倡的。

山口老师细心地叙述了回想法的创始人巴特勒的生涯历史。虽然他的文献被大家所引用，他本人却几乎不为人所知。巴特勒度过了怎样的人生，又是如何开创了回想法的呢？山口老师以下的分析是非常重要的：

巴特勒在曾获得过普利策奖的《为什么老后是悲剧？——美国老年人的生活》（*Why Survive? Being Old in America*）一书的前言中，写下了自己的成长经历。巴特勒在11个月时父母离异，之后被祖父母收养。受到经济危机的影响，祖父失去了农场而后离世，7岁起巴特勒和祖母相依为命，靠政府的食品救助过活。此外，书中还记述了巴特勒因为火灾失去家产的经历。巴特勒受到了祖母即使如此也不气馁的精神力的感召，选择了成为医生。巴特勒的提案以及生活方式是一种长寿社会的形态，包括对老年人进行社会定位以及重新思考生活方式。老年人回想法正是出于这样的语境被认为是必要的。

为了使老年人更加积极地度过人生，在护理预防上运用回想法也很奏效。生涯回顾这个词通俗易懂，在实践中也很容易运用。回想法基本是以团体的形式实施。在团体中，如果其中一人是回想的主角时，其余的人就成为倾听者。多数的倾听者会在团体中产生独特的效果，其中也会产生多种意义。

作为心理社会援助，回想法也具有重大的意义。关于回想法的新方向，山口老师说的社区回想法在未来会越来越受到关注。在那个场所回想，然后回想又创造了场所，这使得回想具有了社会性。从"回想法学校"毕业的老年人作为"有活力的队伍",参加社区的活动,还可以与孩子们通过教授以前的游戏等进行不同世代的交流。叙述在无论哪个实践的现场中,都重视并探索扎根其土壤的智慧(indigenous wisdom)。

老年人不仅仅作为被援助的对象,还作为志愿者积极地参与社区的建设。而且更进一步,如同山口老师所说"生活回想法",即生活本身就是回想法。这是回想法在进一步的发展中非常有趣的发现。

如上篇第三节所阐述,在叙事的构造中不可忽视的是选择发生事件,用故事的梗概去表示(主体=我)。这个主体在实施叙事的过程中是不可或缺的。山口老师通过 S 运用回想法去叙述自己人生的事例,关注叙述者的主体的回归。如何串联并叙述人生事件,这一行为支持了叙述者自身的自我感觉,会产生不同的效果。在团体中回顾自己的人生时,当将叙事串联起来的时候,至今为止一直退在后面成为背景的"我"一下子就站到了前面。这个"我"面向那些感兴趣并倾听的人,叙述自己经历过的事件,组织起能够让倾听者可以明白的故事梗概。"我"推测着与对方的关系,选择经历的事件,再进行串联,叙述的"我"被整个团体所支持着,与倾听者分享并共有的人生意义就由此而生。叙述行为在以自己的方式去表达自己的过程中,使得自我也得以形成。

经历的人生越长,生涯回顾要叙述的事情就越多。当老年人展开回顾时,想起人生的每一个场景,然后叙述的每个时段都有着固有的特征。关于人生的回想,随着年龄的增长,时间轴有可能会产生动摇,发生空间上的变化,甚至有人称其为平面化,随之最后回忆就变成了一幅画。通过对老年人以及超高龄老年人的记忆研究,研究者们发现,当老人们深入地思考了叙述和想起的关系时,那些尚未被人所知道的世界在慢慢扩大。

在生活中展开的回想根据倾听者的不同,叙述的语境也会发生变化。发生事件的选择排列、故事梗概也随着语境不同而变化。比如,祖父母叙述,孙子孙女或者孙子辈的人来倾听。这种方式对于祖父母辈的老人们来说具有十分积极的效果。回想法与"世代传承性（generativity）"这一课题相关联。

提及世代传承性就会产生世代间的直线接力棒的强烈印象。"在世间被生成"的动力（dynamism）是关键点。上一辈的生活方式、社会行为的意义只有被下一辈的人确认过其意义后才会知晓和理解。也就是说，仅仅一个世代是无法了解曾经充分进行过的事件的意义，对其也就无法定位。世代间的意义构成是不可或缺的，即叙述传承行为补充了人生意义的形成。回想法在这样的世代传承中也发挥着作用。

# 第十一节

## 智力障碍者援助机构中的"当事者援助"视角
### ——在机构入住者与机构工作人员的"故事"相遇的地方

·

山本智子

## 一、"当事者特性"是什么

> 浩浩河水,奔流不绝,但所流已非原先之水。
> 河面淤塞处泛浮泡沫,此消彼起、骤现骤灭,
> 从未久滞长留。
> 世上之人与居所,皆如是。
>
> (鸭长明《方丈记》)

这段诗句描述的是世上所有事物生生灭灭、变幻不断,永远不变的事物是不存在的。同时,还包含着人所处的当下状况无论是什么样,都可以超越时间和空间,向新的状况去转变。

在援助机构这样的场所中,作为入住者的"当事者特性"而活着的人们与自己原本拥有的故事同在,同时,他们也置身于"人生"这条变化的长河中。可是有时入住者原本拥有的故事,与机构和工作人员所拥有的支配型故事相遇并产生联系时,看上去就好像是阻碍了这条"长河"的流动,使其久滞不前。这个滞塞的"长河"有时候也会被解释成"当事者特性",也就是说,"当事者特性"这个词表现的既是个人,同时还是一种"动力学",周围人的意识和决定对其有着很

大的影响。因为是"动力学"的，所以根据场面、空间、状况、关系的不同会发生形状改变的事物，还会发生错误，所以没有绝对的存在。即使是同一个人的"当事者特性"也因周围的环境和关系而呈现出不同的表现形式，也可能会在多种语境中被叙述（山本，2012）。

可是工作人员很少会意识到自己拥有的故事会与入住者的"当事者特性"有很深的交集。作为援助对象的他们被强烈固定的不只是他们的障碍特性，还有他们生活的场所，以及以援助这个形式去接触他们的那些周围人所拥有的故事。这些都会给他们带来深刻的影响。

本节从智力障碍者援助机构的入住者与工作人员的"叙述"中，讨论两者各自有着什么样的故事，两个故事相遇之后又会产生什么。

# 二、有关入住机构的主导（dominant）物语

## （一）围绕上锁一事

所谓入住机构，根据日本 1960 年代制定的《精神薄弱者福利法》（当时），指收容 18 岁以上的智力障碍者入院并加以保护，需要对他们的自力更生能力提供指导训练的机构。但是 2003 年通过的支援费用制度，把机构和入住者之间的关系从"执行者与被执行者"，变成了"服务者与被服务者"。据此契约，机构以入住者的意愿和决定为最优先，而机构则变成了为他们提供服务的场所。再后来，根据2012 年制定的《障碍者虐待防止法》，曾一度在过去的机构中成为严重问题的虐待——工作人员对入住者的暴力事件与不恰当的应对，得到了修正，变成了如今尊重入住者人格的援助方式。这样看来，入住机构应该是变成了对入住者来说相当宜居的地方。但是，这种变化被接纳的同时，在被称为入住机构的特殊场所里所发生的独有故事，对于居住在正常社会中的我们是难以想象的。那些故事在身处机构中的人们也未意识到的状态下，作为一个理所应当的存在，出现在那个

"场所"里，并深入到入住者的"当事者特性"里。

大多使用入住机构的人们患有重度的障碍，还有不少人难以与人沟通。但是难以沟通并不意味着他没有自我意识；无法恰当地表达情感，也并不是没有情感。为此工作人员们要带着自己是援助者的意识，用心去应对那些情感。虽然想着不要把入住者从他们生活的社会中剥离，想着如何去理解他们，但为了保证机构运营的最大目的——保护入住者的安全，大多数时候这些想法会被隐藏起来。要说为何如此，这不取决于工作人员的意愿。当考虑到有限人数的工作人员要保障那么多入住者的生活时，即使工作人员想要用心去面对每个入住者，可机构的构造以及法律的局限性都不允许两全。

比如，入住机构上锁的居多。一方面，第一次拜访机构的人，或许会认为"他们被困在狭小的空间，没有自由"；会因为那个上锁的空间而感到痛心。然而另一方面，工作人员们对于上锁却这样回应："正是因为上了锁，才能保障入住者们免受事故和事件的伤害。"

此外，如果重度障碍入住者从开放的大门跑出去而行踪不明，这样的事故就会被当作是工作人员的失职。曾经有一个碰巧从开着的门走出去的入住者，工作人员们担心他到心脏都近乎停止跳动的地步，分派人手去寻找他，而他却突然在吃饭的时间回来了。但是即使有这样的先例，工作人员们就像确信"患有重度智力障碍的入住者一旦到了外面，就会遭遇事故"一样，换上了更加牢靠的锁。"就算是不上锁，入住者也可以安全地自由出入"，正是由于入住者们的障碍特性，所以工作人员们难以想象会有这样的可能性。

## （二）工作人员面临的困境

笔者曾访谈过福利机构的工作人员，询问他们所面临的困境。访谈中，工作人员说虽然想要尊重入住者的人格并帮助他们树立活着的自信和乐趣，但是受机构自身的限制，无法像所想的那样去提供援助。也有工作人员说道，虽然自己想要尊重入住者的意愿，为他们的自我决定提供支持，但自己所做的却是与强制时代的"管理"和"指导"无异。

有一次，一个工作人员问笔者："机构里有供入住者白天放松的自由活动场所（free space），如果那里有个年轻入住者突然跑出去拿远处的东西时，你知道我们工作人员的第一反应是什么吗？"笔者回答说不知道，于是他告诉笔者："首先要尽快制止那个年轻入住者的行为，让他坐回原来的位置，要求他'在这里坐好哦！'"至于为何要制止这种行为呢？是因为那个年轻入住者若是撞到行动不便的老年入住者，就可能会造成他人的重伤。虽然推测可能会有老年入住者受伤，所以不得不提前制止年轻入住者的行动，但是那个工作人员却又说："想着自己到底在做什么呀，不禁感到悲伤。"

想要活动是正常的，年轻且身体可以自由地活动的人，却要一整天坐在同一个地方，是很痛苦的吧！想必正常人也会因为想要做的行动受到限制，而变得不耐烦、不安定吧！更重要的是，一整天无所事事，只求平安地度过，换做自己也会感到空虚。但是我却不能让他自由地走动，因为他很有可能撞到其他人而出现人员受伤，那就麻烦了。让本人随心所欲却不顾及他人的利益，这是绝对不行的。

入住机构里的入住者按照障碍特性或年龄差异分组生活。因此，以某个人的意愿或决定作为中心来进行援助是很困难的。在异食①、伤害他人或自残行为并不少见的入住机构里，某一个入住者的个人期望或想法，得以实现或不能实现，都必须置于与其他众多入住者的关系之中来考虑。比如，某个入住者想住在社区的 Group Home②，若是他会每天发病而失去意识好几次，那么将他转移到没有工作人员看护

① 把不是食物的东西放入嘴中的行为。
② Group Home 指的是为不能居住在自己家的儿童或年轻人以及患有慢性疾病的人所提供的私人住宅。

的地方是不可能的。相比实现他的生存目标或者愿望，保护他的生命才是最优先的。比如即使工作人员想要实现入住者的愿望，但由于这个最优先事项是入住机构的主导物语，这就几乎理所当然地决定了工作人员接下来开展援助的方向。也就是说，援助者所做的行为和援助深受入住者的"当事者特性"影响。

## 三、就业劳动援助场所

福利机构也是为残障人士提供劳动就业支持的地方。在这里，机构利用自己运营的工作岗位，培养障碍者掌握在普通企业工作所需要的技能和社会功能，掌握社会通用的常识或规范。接受就业劳动援助的基本上都是轻度智力障碍者，他们与工作人员沟通交流也没有太大的困难。但是即便可以做到沟通交流，工作人员也不一定就能真正理解入住者的真实意图。总之工作人员想要提供的援助和入住者想要接受的援助之间还是会存在一些差距。

### （一）"没去参加面试"

山下哲司（假名）是一名 28 岁的男性，一年前开始来到机构接受就业劳动援助。他是在成年之后才被诊断为自闭症谱系障碍。

周围人在山下很小的时候就觉得他与其他小孩不一样，但由于他在生活上遇到的困难不多，所以从普通的小学、初中毕业后，考进了当地的公立高中。但是在高中读书时，山下被当作"不懂氛围的家伙"，受到无视、暴力、被夺走钱物等糟糕的欺凌，最终被迫从高中退学。之后山下很长时间都在家闭门不出。担心他的家人咨询了很多机构，最后在被推荐的医疗机构里，山下被诊断为"自闭症谱系障碍"。

山下一开始抵触这样的诊断，但想着"不会比如今自己的状况更糟糕了"，从而慢慢接纳了这样的诊断结果。"想到因为有障碍而受到了那样的欺凌，开始感觉害怕与人接触"，想着"一辈子就这样，什么都不会变了"，而感到不安焦虑。但是从家人和咨询的援助机构听到"一直在家待着，之后要怎么办呢？""干脆去机构接受训练会比较好"之类的建议后，山下开始接受就业劳动援助机构的援助。

刚开始接触机构援助时，山下把接受机构援助的残障人士和自己进行了比较，想着"为什么自己会在这种地方"而感到苦恼，在不经意间，自己过去被欺凌的记忆就会苏醒，这让他痛苦不已。不止是山下，大学或专科学校毕业后不断重复着离职换工作，成年后才被诊断为患有精神障碍，之后开始接受机构援助的自闭症谱系障碍者在不断增多。其中有一些人无法接纳自己的障碍，认为"一旦在这种地方待过，再加上被诊断为有障碍，自己的人生不就已经完蛋了吗？你能给我什么？你能给我力量来帮助我的人生吗？"也有入住者这样责备工作人员（森冈，山本，2014：170）。但是山下想要重振自己人生的想法非常强烈，于是他开始积极地接受工作人员们的指导。

山下本来理解能力就强，能够巧妙地操作事物，虽然有一些拘泥刻板的行为，但是工作人员们认为他进行普通就业应该不成问题。因此，在接受机构援助不到半年的时候，山下就被推荐给某大企业试用，工作内容是数据录入。因为是作为障碍者被录用的，雇佣方充分了解了山下的特质，工作人员们一致认为对人际交流有困难的山下来说，这样不需要与人协作的工作环境简直可以说是无可挑剔。

在试用期内，山下从未迟到旷工，他认真完成交代的工作。为了不重复过去痛苦的经历，山下充分了解自己的弱点，在午餐时与人交流也特别留神。因此试用期结束后，这家公司为山下安排了象征性的正式录用面试。工作人员们认为只要参加面试，山下在这家公司的工作就基本定下来了。因此对山下说"如果没有意外就不会有问题"，以此来支持和鼓励他。

但是面试时山下却没有出现。出了这种事情，让所有关心山下的人都感到了失望。工作人员问道："是因为生病了，才没能过去吗？"

"不，我只是觉得，如果去参加面试的话自己会崩溃。"山下回答道。为什么山下没有去参加面试呢？谁也不知道原因。

### （二）山下生活的世界

笔者也是其中一个不明白山下为何没去参加面试的人。因此待山下回到机构，心境安定下来之后，笔者试着与其搭话："工作人员们都说了如果没有意外就不会有问题，带着自信去面试不就行了吗？好可惜呀！"结果山下只是淡淡地说："我就是那种能够创造意外的人，至今为止一直都是这样。所以如果带着期待去面试却落选了，我一定会崩溃的，绝对的。如果会崩溃，那还不如不去。"他接着说："工作人员对我说过这样的话，只要记住至今在这里（机构）付出的努力就没问题，肯定没问题之类的，但有谁能保证绝对没有问题呢？因为对我来说，至今为止没有一件事是没有问题的。"

工作人员在山下接受试用工作之前，告诉山下导致他之前人生不顺利以及被欺凌的原因是"未与他人建立良好的关系"，考虑到这个的重要性，特意嘱咐他："你要去倾听对方的话，考虑对方的感受，然后思考自己要如何回应、如何行动。我们一起努力吧！"对山下来说，工作人员对入住者们说的这句理所应当的话被他理解成了"不努力的话，你就很难与其他人建立良好的人际关系"。山下说他对"努力吧"的话有很强烈的反应，并因此感到十分焦虑。这是为什么呢？当山下谈到自己被欺凌的那段经历时，工作人员说"这不是山下的错""是那些欺凌他的人有问题"。可是在工作前，他们又告诉山下："努力与他人建立良好关系吧！不管多想插嘴也要等别人把话说完，不然会被讨厌的。"对此他感到了强烈的违和感。总而言之，之前说着"不是你的错"的工作人员说着："你是与人交流有困难的人，不努力的话，又会发生同样的事情。归根到底问题都在你身上。"尽管工作人员绝对没有这个意思，但是山下是这么理解了。

另外，山下还更进一步说道："而且虽说'努力了就会顺利'，但我至今为止也并不是没有努力呀，一直都是努力着过来的，即使那样也还不顺利。我明白这次是一个巨大的机会，只要去参加面试就好，但是这次肯定也是到了眼看就要成功的地方就会落选被拒绝，自己果然是个无可救药的家伙，这样的想法已经够了。反正那也不是自己特别想做的工作，我已经不想要再做任何努力了。"笔者听着山下的话，对那句"反正那也不是自己特别想做的工作"感到很在意。

## （三）工作人员对山下行为的解释

针对山下没去参加面试一事，工作人员都叹息着："果然是思考方式很特别，我们无法理解""明明是难得的机会，果然是没有办法期待未来计划的人"。这里的"果然"，听起来是"（患有自闭症谱系障碍，所以）果然"的意思。也就是说，工作人员们对山下的行为起因的理解并不是来自山下的生活轨迹，而是来自发展障碍的医学模型。

确实在从小到大的成长过程中没有被怀疑过障碍，在社会中遇到困难，生涯中不断积累失败经验，被欺凌，发生不适应症状之后接受诊断从而接受援助的人中，拘泥于过去，拘泥于他人的话语，作茧自缚，让从事援助的援助者们苦不堪言的人也有不少（森冈，山本，2013，2014）。但是被诊断为自闭症谱系障碍的人并非全部都不适应社会，也有很多人虽有自闭症谱系障碍，但由于被周围人所理解、支持，在社会中找到自己的价值的也有很多。

通常而言，因为山下十分理解自己的处境，就应该会抓住工作人员所说的"绝佳的机会"吧！但是如果工作人员认为的"绝佳的机会"对山下来说不是"想做的工作"的话，那么我们是不是就能理解他为什么不想承受着几乎会导致自我崩溃的压力去参加面试了吧！工作人员为什么不问清楚山下的意愿再帮他安排工作呢？担当山下就业援助的工作人员如是说：

机构里的工作人员有各自的分工。对我来说，既然是就业援助，那么发挥入住者的特长帮助他们融入社会，就是最重要的工作。山下虽然到机构来还不到半年，但是已经足够胜任普通的公司工作了。如果遇到好的工作环境，他就不需要再来机构接受帮扶也能够好好地工作下去。所以我马上安排他去试用了。我以为对山下来说，早一点进入正常社会参加工作会比较幸福，就一直在身后支持鼓励他。

这个工作是山下自愿的吗？

你说自愿？对机构来说，我们要考虑障碍的特性，比起"想做的工作"，会优先考虑"能做的工作"。如果对"想做的工作"没有适应性，这又会变成离职的契机。这样会再重复失败的经验，让他们产生更多的痛苦。所以，明明觉得"这个人不合适"，还因为入住者本人想要就去帮他争取，一般来说普通的工作人员都不会去做这种不负责任的事。

对障碍者的就业援助，比起"想做的工作"，"能做的工作"会被更加优先。

如果我们询问参加工作了的援助学校（特殊教育学校）的毕业生："你为什么选择了这个工作？"他们大多都会说："是自己选的。"但是如果追问："你是怎么选的呢？"他们下面就会回答："因为这是老师的推荐。""因为父母说去吧。"而且跟他们交流下去就发现，在他们看来，未来的梦想、对自我的期望、工作的印象或者意义都非常暧昧。对他们来说，与其说"工作"和"职场"是能够获得等价报酬的劳动和实现自我价值的地方，还不如说那只是学校毕业之后下一个"待的地方"。而这个"待的地方"，与其说是自己选的，不如说是家里人指定的，或者是在别人的诱导下决定的。总之不少的人都是根据被善意地将风险和困难降到最小进行过滤之后的信息来做选择。

因为障碍的特性，不一定"想做的工作"就是适合自己的工作，如果要尊重本人的意愿和选择进行援助的话，不可否认就会产生很多矛盾。无论何种职业，"在一般的社会工作关乎个人的幸福"这样无可辩驳的主导物语，在就业援助机构几乎是理所应当的事情，这就创造了入住者的"当事者特性"。

有关山下的行为意义，工作人员不是从他自身的主观体验去思考，而是试图利用外界的"话语"（障碍的医学模型）来解释。也就是说，对山下没有能够去参加面试的行为，工作人员将其解释为是基于他的障碍，而没能意识到这件事在山下的主观世界中拥有什么样的意义。

但是这一次工作人员倾听到了山上的心声，这对工作人员和山下来说都是拓宽全新可能性的机会吧！这件事正如怀特等人（White, Epston, 1900/1992）所说的"内在化叙事所带来的正面效果之一，就是个人的胶着问题通过当事者的叙述，重新解释成为我们整体的问题"。

## 四、与他人的关系中被改写的物语

在机构中尚有未意识到的"主导物语"存在。由于机构工作人员的"主导物语"的出发点是为了更好地援助入住者，所以拥有绝对的价值，也很少被质疑。机构工作人员们的"主导物语"与机构入住者的体验世界中生成的"物语"，两者之间会产生一些困难和矛盾。

医学人类学者的克莱曼（Kleinman, 1988/1996）解释说，"疾患"和"疾病"根本上有着不同的意义。即"疾患"是指从治疗者的视角看到的情况，在生物医学的构造和机能中仅作为一个变化而被再构成的东西。而"疾病"是指"病痛或者其他特定的症状以及生病的经历，同时也是持续监测身体过程的一种活着的体验。"（Kleinman, 1988/1996: 4）。确实如同克莱曼所说，正因为"疾患"和"疾病"从各自所看的立场和视角的不同，才会拥有不同的意义，因此才会产生困境和矛盾。本来"疾患"和"疾病"双方的视角必须是互补的，并成为那个人整体援助的基础。保有主导物语的同时，才会有出现替代物语的可能性。比如说，在现场遇到的"叙述"是个性记述，与自然科学追求的真理不同，具有一次性和个别性的特点。可是有时候有着一次性和个别性特点的"无心的一句话"就使得替代物语产生。有一个个案虽然是数年前的个案，但它让笔者意识到了这点。

"我想养猫。"这是从小就在儿童福利院长大，独自一个人生活的须田郁夫（假名）的愿望。须田有着轻度智力障碍，当时是一边工作，一边居住在专门为智力障碍者所设立的康复之家。须田的口头禅是"我是孤零零的一个人""是一个不该诞生在这个世界上的人"。对人也是以一种攻击性的态度去接触，所以谁也不愿意理会他。虽然喜欢动物和昆虫，但他抓来的壁虎和甲虫也都几乎是放置在衣柜里直到干枯。对于这样的须田的愿望，机构里的工作人员的态度是不允许："须田不可能照顾得了动物""饲养动物还需要钱，对于没有人给他管理的话，连钱都不会计算、经常浪费的须田，要从哪里挤出疫苗费用和猫粮的钱？"可是有一天，须田的愿望实现了。与盼望已久的猫一起开始住了之后，须田的生活完全改变了，从"孤独的、不该诞生在这个世界上的人"变成了"无论何时都必须要健康努力地当一个（猫）爸爸"。在大部分的工作人员都认为"须田肯定是不行的"，所以没允许他养猫时，因为某个工作人员的一句"先尝试看看之后，再一起来想办法吧！"而实现了须田的愿望，也因此拓宽了须田作为一个人的可能性。

无论我们的物语到底是什么样的，由于遇到了他人的物语，有可能使"想要活下去的人生"的长河产生堵塞，也有可能因此而出现新的可能性。也就是说，我们的物语既是个人的东西，也同时会在人与人的关系中被改写的。

## ＜书籍导读＞

江口重幸, 齋藤清二, 野村直樹(編). 2006. ナラティヴと医療. 金剛出版

这本书以 EBM（Evidence Based Medicine）视角探讨了多位跨学科医疗专家从患者那里倾听到的叙事案例。书中有详细的数据，从患者正在体验的世界出发，广泛地探索了援助的方法。这本书非常详尽地介绍了 NBM（Narrative Based Medicine）的重要性。

アンダーソン, H. /野村直樹, 青木義子, 吉川悟(訳). 2001. 会話・言語・そして可能性―コラボレイティブとは?セラピーとは? 金剛出版

(Anderson. H. 1997, *Conversation, Language, and Possibilities: A Postmodern Approach Therapy.* New York: Basic Books.)

本书中对治疗师引导来访者在两人之间产生“有意义的对话”的这一态度进行了深度的讨论，而这些对话又非常接近来访者所生活的现实世界。将来想从事对人援助工作的人，笔者希望他们可以去深入地学习关于安德森提倡的“不知的立场”。

## <参考文献>

Kleinman, A. *1988, The Illness Narratives: Suffering, Healing, and Human Condition.* Basic Books (クラインマン, A. /江口重幸・五木田紳・上野豪志(訳). 1996. 病いの語り――慢性の病をめぐる臨床人類学. 誠信書房)

森岡正芳・山本智子. 2013. 心理的対人援助にナラティヴの視点を活かす聴くことによる創造. N: ナラティヴとケア, 4, 2-8

森岡正芳・山本智子. 2014. 発達障害概念の社会性―人は障害をどう生きるか. 臨床心理学, 14(2), 168-173

White, M., & Epston, D. 1990, *Narrative Means to Therapeutic Ends.* Norton (ホワイト, M., &エプストン, D. /小森康永(訳). 1992. 物語としての家族. 金剛出版)

山本智子. 2012. 語りからみた「当事者支援」という錯誤―誰が誰を支援するのか. 発達, 132, 76-83

# 点评：智力障碍者援助机构中的"当事者援助"视角

森冈正芳

在障碍者援助的机构中，有很多专业的工作人员参与着援助。相对而言，来往于机构，或者将机构作为长期生活场所的入住者及其家人就是当事者。所谓当事者，指的就是"与某个事件有直接利害关系的人"。障碍儿童、障碍者及其家人都是障碍的当事者。

拥有障碍的痛苦，如果不是本人就无法明白和体会，从这个意思上来说，这一群体首先就具有当事者特性。可就算是拥有障碍的本人也是作为一个人活在这多样的现实中。那么障碍的当事者到底在什么地方，是什么样的当事者呢？对于活着的个人而言接纳自己有障碍这个事实，当然首先是明了这个障碍与自己无法彻底分离。但是仅以障碍为基础来推测那个人如何生活，这也是不行的，一不小心就会陷入"因为有障碍"这样的故事中，给行为的界限和变动赋予了别的意义。

山本老师如下叙述道：在机构这样的场所中，作为入住者的"当事者特性"而活着的人们与自己原本拥有的故事同在，也同时置身于"人生"这条变化的长河中。

克莱曼（Kleinman，1988/1996）是这样叙述的："疾病（illness）的内容非常多样"，并明确指出如果想去理解疾病的意义的话，就不应该聚焦于疾病的内容。克莱曼建议我们更应该关注于疾病意义的构造上。只有将焦点也一并放置于由疾病意义决定的社会状况以及个人与家庭的心理变化上，当事者对疾病的意义才会浮现出来。

这个观点也适合于从事障碍相关的对人援助工作。如果障碍是多样的话，那么对障碍的理解方法也必须是多样的。如果可能的话，不仅仅是障碍者本人，还包括他们的家人在内，我们都要坚持去倾听他们的叙述并努力去理解他们每个人。通过这些我们才能很好地收集与当事者有关的多视角的信息，才或多或少更加了解当事者的多面性。

在援助工作中，一方面，我们这些参与在其中的对人援助工作者，大家都是建立障碍者的当事者特性的制度和系统的一员，这是无法逃避的。换言之，在临床现场，治疗师和社工都必须要自问自己的"当事者特性"。希望从事对人援助工作的人员在实践中，可以有善意的动摇，可以拥有与那个现场切合的、柔软的多方位视角。但是另一方面，无论是在什么样的援助现场，专家视角要保证以"科学地"理解为前提。对人援助工作者一不小心就会产生并固化"权威视角"，而这个视角会将"自己其实也同样是与问题有关的当事者并且是影响着系统的一员"这件事排除在外，甚至还可能会出现不去面对问题的情况。专家视角与当事者视角之间，绝不是对立和相互排斥的关系。

山本老师在本节中介绍了山下的个案。山下是成年之后被诊断为自闭症谱系障碍。"试用期结束后，这家公司为山下安排了象征性的正式录用面试"，那正好是援助可以获得成果的时候了，可是山下却没去参加面试。

山本老师有一次找山下谈话，山下说："我就是那种能够创造意外的人，至今为止一直都是这样。所以如果带着期待去面试却落选了，我一定会崩溃的，绝对的。如果会崩溃，那还不如不去。"而且他还追加说道："工作人员对我说过这样的话，只要记住至今在这里（机构）付出的努力就没问题，肯定没问题之类的，但有谁能保证绝对没有问题呢？因为对我来说，至今为止，没有一件事是没有问题的。"

在这里我们或许可以窥探到一点儿山下的体验世界。从当事者内里看到的世界，这是表达他的体验现实的话语。与此同时，工作人员感到失望也是很自然的事，这是无法责备的。工作人员都叹息着："果然是思考方式很特别，我们无法理解""明明是难得的机会，果然是没有办法期待未来计划的人"。

工作人员尝试着去理解山下不去参加就职面试的事，结果故事就总是变成了"果然还是因为这个人有障碍所以去不了"。"果然"这个词将人对象化，并创造了固定的故事。如果以这个前提去接触山下的话，就无法接近山下他所体验的世界，工作人员与入住者山下的故事就永远是两条平行线，永远无法互相接触到。那么我们怎么去推动这两个持续固定化的平行线叙事呢？山本老师这样阐述道："但是这一次工作人员们倾听到了山下的心声，这对工作人员和山下来说都是拓宽全新可能性的机会吧！"

叙事治疗的学派中，出现了把焦点转移到解决矛盾（纷争）的临床实践的倾向，不仅仅解决个人和家人间的矛盾，还要帮助当事人解决组织和集团内部的或是集团之间的纷争。

这一倾向首先确保物语有可能改写视角。但是在现场这是很难确保的。在医疗、教育，还有社会福利机构各自的现场中，受制于制度、体系以及各种动力关系，在这样的背景下产生的对话会被牢牢绑定在机构原有的语境中。改写物语就变得没有那么简单了。即便是这样，我们还是要相信改写的可能性。山本老师引用了怀特的文献，如是说："个人的胶着问题通过当事者的叙述重新解释为我们整体的问题。"

通过与别人的交往，就会产生物语的变化。对在有智力障碍的团体康复之家里生活的须田，有一个工作人员说："先尝试看看之后，再一起来想办法吧！"因为这句话，就开拓了须田作为一个人的可能性。在这样的话语中，不仅有语言的意义内容，还加入了表演。以一个个人的立场去影响未成形的东西，往往就可以推动物语的发展。

# 第十二节

## 心理测试和叙事 1：TAT

————————————————————·————————————————————

楠本和歌子


# 一、TAT 与叙事的接触点

## （一）所谓 TAT

主题统觉测试 TAT（Thematic Apperception Test，下文中简称 TAT），是美国的默里（Murray, H. A., 1938; 1943）和哈佛心理诊所的工作人员在 1943 年发表的一种心理测试工具。虽然 TAT 有几种不同的种类，但被用得最多的 Harvard 版是由 31 张画着不同人物或场景的图版组成。使用时，需要根据被试者的年龄、性别等从中挑出 20 张，再按照测试者给出的指导语"图中所描绘的是怎样一个情境、图中情境发生的原因、将来演变下去可能产生的结果、个人的感想是什么"等创作出包括过去、现在、未来的故事，而测试者则根据被试者叙述的内容或形式，来解读对方人格。TAT 是一种投射测试，与不需要用语言来表达意象的绘画法和箱庭不同，TAT 的特点在于需要被试者用语言对看到图片时脑中浮现的意象进行描述。

说到描述意象的投射法，估计脑中浮现出罗夏墨迹测试的人要多于想到 TAT 的人吧。事实上，在心理临床运用 TAT 的频度也确实要明显低于罗夏墨迹测试。其理由之一是，TAT 并没有标准化的施测规则。由于测试者都是基于测试目的或自身具有的理论依据来进行分析和解释，所以测试难以得到共通的理解。

虽然 TAT 还是有几个主要的分析解释方法[①]，但近几年，TAT 更多的是作为创作"物语"的题材而受到关注。因此，从叙事取向的角度分析、解释 TAT 生成的事故正大行其道（Cramer，1996；大山，2004；海本，2005；草岛，2005；栗村，2007；西河，2009；田渊，2011；中岛，2012；田渊，2013）。本文从 TAT 的使用现场来讨论看上去毫无联系的心理测试和叙事之间的接触点，以及叙事取向会如何影响到 TAT 的解释和说明。

## （二）与叙事的接触点

TAT 的指导语是让被试者创作包括过去、现在、未来的故事。也可以说 TAT 是从一开始就要求被试者进行叙事创作的测试。请让我们在这里插入一下关于叙事的定义。叙事是指："将事件根据时间轴进行结构化叙述。"（浅野，2001）其最低限的定义则是"将几个事件排列在时间轴上。"（野口，2009）根据浅野（2001）的定义，结构化是在无数的事件中挑选出有意义的内容，并将它们相互联结的作业。换而言之，它是从某种视角（叙事者的角度）出发，取舍、挑选觉得应该叙述的事件，再将这些按照一定的情节（plot）进行排列，即"选择"和"排列"的作业。因此，叙事会具有前后方向性的时间流动，意义也由此诞生。这一点可以说是叙事的本质。

我们把上述的内容代入 TAT 来思考看看。图 8 是 Harvard 版 TAT 的第 1 块图版的简略图，上面画着少年在小提琴面前貌似在烦恼着什么的情景。请想象着这幅图的同时，阅读以下三种叙述。

---

① 主要的分析解释法可以参考坪内（1984），铃木（1997），安香、藤田（1997）的实践研究。

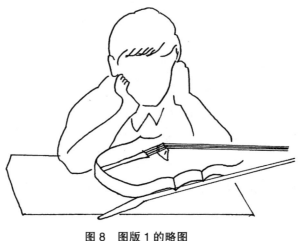

**图 8　图版 1 的略图**
（出自安香、藤田，1997）

（a）少年。小提琴。

（b）少年在小提琴前烦恼着什么。

（c）少年在小提琴前烦恼着什么。因为父亲买给自己的重要的小提琴，不小心被摔坏了。在烦恼这件事要不要跟父亲说。最后干脆诚实地告诉父亲，并得到了原谅。

（a）只是回答了图版中画着的刺激物，却没有细说"少年"和"小提琴"之间具有的关系。（b）对"少年"和"小提琴"之间进行了联系。叙述了主人公目前所处的状况，却没有产生时间的流动及意义。从读者的角度来看，估计会产生"然后呢"这种想要促进后续发展的发问。（c）又是怎样的呢？（c）不仅仅描述了主人公现在的状态，还对过去（父亲买给自己小提琴的事、不小心把小提琴摔坏了的事）和未来（烦恼了一阵子的事、之后诚实地告诉父亲并得到原谅的事）的事情都进行了描述。这就是创作多个事件，将它们相互进行关联，从而产生了具有前后指向性的时间上的流动及意义。像（c）这样的叙述，正是 TAT 要求被试者创作的故事，也就是叙事本身。

在这种 TAT 里，需要从根据图版而浮现在脑海中的无数意象当中，"选择"特定的意象（即事件），将它们按照"过去、现在、未来"的时间轴进行"排列"。这里希望大家注意到，不管是叙事的定义，还是 TAT 的指导语中，都出现了"时间轴"这个关键词。可以说"时间轴"才是 TAT 和叙事最为重要的交接点，但这具有怎样的意义呢？

## 二、TAT 的时间轴

在心理临床中说到叙事，估计大多数人会想到来访者在谈自己时的自我叙事（self-narrative）。因此，笔者想在本节把 TAT "时间轴"的特征和自我叙事对比着进行探讨。

### （一）谁的时间轴

TAT 的时间轴的一个特点是，TAT 中讲的故事是谁的故事，是根据谁的时间轴而结构化的。如果是自我叙事的情况，自己就是叙述者[①]，而叙述的内容也都是跟自己有关的内容。因此，用"我"这样第一人称的较多。对此，在 TAT 里，虽然被试者也是自己，但叙述的内容却是图版中所画的主人公的故事。所以，既有把自己的情感代入主人公用"我"这种第一人称叙述故事的被试者，也有称呼主人公为"少年""这个人"等第三人称来与自己保持一定的距离的被试者。和被试者的视角不同，在 TAT 中必须重新从图版中的主人公视角出发，来"选择""排列"其中的事件。在这个叙述中的时间轴并非被试者现实人生的时间轴，而是基于想象中的主人公的人生架空的时间轴。但即使是这样，这个故事也并不是与自己完全没有关系的。主人公的视角侧面反映了自己的视角，而主人公存在的时间轴也与自己人生的时间轴所重合。"这个故事并不是关于自己的，但也不属于其他任何人的故事。TAT 的故事产生于这两者之间并带有这种微妙的平

---

① 在本文，自我叙事中，当事人称为"叙述者"，TAT 测试中，当事人称为"被试者"。

衡。"（海本，2005）也就是说，TAT 叙事中的时间轴是交错于被试者真实人生与主人公架空人生之间的产物。

## （二）何谓时间轴 1：两种标准

说到时间轴，我们首先会浮现出钟表或日历那样直线呈现过去、现在、未来的测量方式。在 TAT 中的指导语中也出现"至今为止、现在、今后"这类直线轴词汇。但是，TAT 中的"时间轴"真的仅仅是指这些吗？从结论上来看，并不仅仅于此。浅野（2001）和野口（2009）在定义叙事时提到过，所谓的"时间轴"只是用来排列被挑选出来的事件的一个基准。所以在用时间轴进行排列时，并不一定强制事件按直线排列。只要尽可能地将事件分成"前"与"后"的顺序就可以了。

当然，时间轴的基准并非有无数种。主要的时间轴可以列举为两种。一种是就像之前所说的那样，作为测量的直线时间轴的标准。基于这种标准的叙事就是"追溯某人或某事件的时间经过，并将其叙述的内容进行整理"（土居，1977/1992），"将事件沿着时间轴进行客观记述"（大山，2004），也就是所谓的故事（story）。

而另一种则是"从叙述者的视角出发，联系并提示事件与事件之间具有意义的部分"（大山，2004）的基准。这也是叙事取向最为重视的标准。基于这种标准所叙述的故事，事件是怎样排列顺序的，如何进行关联意义的叙述，甚至叙述者所构建的意义世界，都能够在该时间轴中有所反映。即使在同一个地方有一样的体验，不同的叙述者排列的事件也必然是不同的，从中更是生成不同的意味。

在这里将举例说明两种时间基准的不同之处。一位小学男生放学回家后，在冲向自己的房间时，不小心打碎了走廊里的花瓶。听到花瓶打碎声响的母亲赶紧从厨房跑了出来。男孩因为害怕母亲生气，全身僵硬地一动不动。母亲却首先担心自己的孩子有没有受伤。男孩不仅因为母亲没有生气而安心下来，还深深感动于母亲的爱。因此，对夜晚归宅的父亲如下叙述道。

（d）"爸爸，我今天回家后不小心打碎了花瓶。本来很害怕妈妈会生气的，但妈妈却关心我有没有受伤。这让我又开心、又安心。"

（e）"爸爸，今天我又开心、又安心。"

"为什么啊？"

"因为妈妈很关心我哦。"

"发生了什么事呢？"

"回家的时候我不小心把花瓶打碎了。"

（d）就是将事件按照时间顺序用直线轴方式进行排序的叙述方式。而（e）则是从男孩最想传达给父亲的"安心和感动"开始叙述，并从中反映了男孩构建的意义世界。这就是自我叙事（self-narrative）的例子。同样 TAT 中也有根据叙述者独有的意义而排列顺序的情况，而不只局限于按照直线轴方式来叙述。解读其中的深意则有助于更进一步地理解来访者的人格，这可以说是叙事取向为 TAT 提供了一种全新解读的可能性。

### （三）何谓时间轴 2：基于 TAT 的另一种标准

虽然笔者方才说到，TAT 的叙事并不只局限于直线型的时间轴排列。但准确来说，这个说法是有误的。TAT 与自我叙事不同，其实并不存在于这种标准。比如说，把叙述者讲的"昨天才让爸爸买了一把小提琴，就在刚刚，不小心摔坏了……"当成自我叙事的话，这个叙事就是按照过去、现在、未来这样直线型时间轴来排列的叙述。但是，如果是 TAT 的话又会怎样呢？被试者就会站在主人公的视角上，"这个少年刚刚把昨天爸爸买给自己的小提琴摔坏了……"这般根据架空的时间轴排列事件顺序。而这个架空的时间轴，并不是如自我叙事那般沿着时间经过的基准而定，而是故事中的因果定律。也就是说，TAT指导语中的"现在"是指"图版中所绘的状况或事件"。从此可以逆向推测"至今为止"（也就是导致图版中所绘状况或事件的原因），顺向预测"今后"（也就是图版中所绘状况或事件在某种经过之后到达的结果）。可以看到，TAT故事中的"至今为止、现在、今后"的时间轴，与计量上的直线型时间轴具有相同的意义。因此，在TAT相关的专业书或论文中"过去、现在、未来"这三个词理所当然地被普遍使用。但是，从叙事取向的角度再度思考"时间轴"的话，会发现这并不是同样的时间轴。这里请一定要注意，TAT的"时间轴"是指故事的因果定律的时间轴。

## 三、时间轴的分析和解释

第一大点中我们介绍了TAT是从一开始就要求对方展开叙事的心理测验，并且，该方法与叙事取向紧密相连的交集是"时间轴"。在第二大点中讲到，TAT中"至今为止、现在、今后"的时间轴，实际上显示的是故事的因果定律，且很多时间故事并不只是按照这样的时间轴排列，有时也是按照反映被试者的意义世界的基准而排列的。在本点，我们将回到TAT作为心理测试的原点。当在心理临床场景中分析、解释我们倾听到的故事时，这些"时间轴"将被如何解读呢？

首先，在历来的分析、解释中咨询师都很重视过去、现在、未来这种直线型时间轴[①]。在一些主要的分析、解释法中，安香、藤田（1997）在具体的分析、解释步骤上观点更加相近。将这些分析、解释法进一步发展的是藤田（2002）的"信息分析框架"。这是将被试

---

① 在历来的分析、解释中，咨询师一直都是把"至今为止、现在、今后"这种故事的直线型排列，和"过去、现在、未来"这样计量式直线型时间轴看作具有相同的意义。由于目前对TAT的这种理解处于主流地位，因此笔者在第三大点中并不把它称作"故事因果定律的轴"，而是表述为"直线型时间轴"。

者对每个图版的反应设定成"初发反应时间""感情""人际关系"等
10 个分析项目，被试者对每个图版的反应都依照这些分析项目进行
确认。而在这里，有一个"时间律动"的项目。用○×来确认叙述的
是"过去""现在"还是"未来"。如果叙述者叙述的并不只是"现
在"，还叙述了"过去""未来"的话，这说明叙述者在叙述中有延伸
时间轴。而只叙述"现在"的叙述者则可以解释为时间没有通向未来
的延伸。也就是说，故事中的直线型时间轴也投射了被试者对时间延
伸向未来的视角。

其次，在叙事取向中，咨询师更重视被试者的意义世界中的排列
方式（大山，2004；藤本，2006；田渊，2013）。虽然目前日本学术
界还未出现一些有关具体分析、解释法的相关文献，但期待在今后研
究发展的基础上能看到更多的研究结果。现阶段，咨询师更多的是立
足于测试者自身"临床经验、主观"（藤本，2006）的解释。因此，
TAT 的故事包含了"交织在测试者和被试者关系中的唯一且独有的产
物"（藤本，2006），以及"形成叙事之前的语言、被试者的表情、叙
述方式等叙事形成的状况"（藤本，2006）。这些要素，都被认为是缺
一不可的。也就是说如果不是测试者，甚至无法解读故事的意义。笔
者认为，如果要解读被试者意义世界的排列基准的话，不可或缺的是
注意藤本（2006）所指出的"形成叙事之前的语言"，意即内部语言。

## （一）关注内部语言

TAT 是叙述意象的投射法。被试者利用图版而被唤起的内在世界
的意象（与意义世界同义），通过叙事言语化至外在世界，从而传达
给测试者。如果要解读这些意象，测试者需要从叙事中间接地推测被
试者的意象。即测试者不仅要分析叙述的语言，通过这些语言还要去
贴近形成这些语言之前的次元。

内在的意义世界，是以内部语言（inner speech）的形式存在的。
内部语言是指"内在化的语言，不以出声为表现，仅在脑海中展开的

语言"（中村，2014）。从图版摆到被试者眼前开始到开始叙述之间，被试者的内在世界中已经开始了内部语言：像是"这幅画是什么呢……""这样讲吧""不，这种比较有意思""是不是一定得快点讲出来"之类的。然后，当被试者正在叙事的时候也会同时浮现出"接下来这样讲""越来越停不下来了呢"这些内部语言。叙事是在内在世界展开的内部语言，和实际叙述的语言之间相互作用而形成的。据中村（2014）所说，内部语言是意象的世界，是还未分节化的意义的凝块。在这之中有无数的意义进行着空间性的并置排列，并按照一定的标准上升到语言化的阶段。

回到之前（e）的叙述。在男孩的内心深处中除了语言的部分之外，也相应排列着像是"花瓶打碎时的声音""对生气的恐惧""全身僵硬""安心和感动"这些感官性的内容。但是，这些内容并不是无秩序的、完全零乱的。在体验中感受最强烈的中心意义，我们称之为"主导（dominant，支配的）意义"。在内部语言中，主导意义位于内心空间的中心位置，而其他意义则呈网状分布在其周围。对于这个男孩来说，最想对爸爸传达的主导意义就是"安心和感动"，而它周围则排布着"花瓶打碎时的声音""对生气的恐惧""全身僵硬"。因此，无论是按照事件发生的顺序，还是相反的顺序，都是从中心位置的意义来叙述的（事实上，叙述者并不一定会从主导意义开始叙事，有些甚至到最后都没有讲到主导意义，甚至也有叙述者从没有意识到主导意义的存在）。

在 TAT 中，从反映出被试者自己构建的意义世界的排列方式中追溯并解读其意义世界，是帮助测试者理解对方人格的一环。解读的方法，是通过关注内部语言，并解释以主导意义为中心的排列意义。接下来，我们尝试从实际案例来探讨。

## （二）案例提示

来访者是一位名为健二（假名）的 40 岁男性。身为公司职员的健二，因为烦恼于职场中的人际关系，来到了当时笔者所属的咨询室里。健二非常地理性，能够一边压制住自己的情感，一边淡然地叙述事实。笔者从中窥探到来访者几年前身患心身症时作为症状之一的重度身体疾患，本该是语言化的感情反映在了健二的身体上。到了咨询的中间阶段，笔者为了了解健二与人交往时的特征，向他建议并引入了 TAT。考虑到测试结果运用到之后的咨询中的重要意义，笔者用了 Harvard 版中的 21 张图版①，为健二进行了测试。

1. 时间轴的推移

首先，笔者想要呈现的是健二的故事从直线型时间轴到构建意义世界的排列基准的转变。对图版 1（参照图 8），健二用淡淡的语调如下说道：

【图版 1】嗯，不会拉小提琴，因为拉不好小提琴，苦恼于自己到底适不适合拉小提琴，会不会进步呢？现在的烦恼是一直以来的演奏总是惹人生气。将来的话，经过各种各样的努力奋斗后，能够拉好小提琴，并得到恰如其分的认可。大概是这样的吧。

在这个叙事中，现在（图版中所绘的状况或事件）、过去（形成现在的原因）、未来（从现在开始的结果）的事件，沿着故事的因果定律呈直线型排列（TAT 中，比起过去→现在→未来，更多的是现在→过去→未来的排列）。之后，直到图版 4 为止，健二都是以一副很淡然的样子叙述着。从图版 5（图

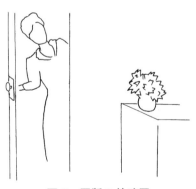

**图 9　图版 5 的略图**
（出自安香、藤田，1997）

---

① 1,2,3BM,4,5,6BM,7BM,8BM,9BM,10,11,12M,13MF,14,15,17BM,18BM,19,20,12BG,16(以此编码顺序逐一呈现)

9) 开始，健二渐渐出现了变化。

【图版 5】嗯，一开门就看到放着的花瓶。这个房间明明应该没有人的，但是亮着灯，花也好好的活着。房间看着好像有人的样子，可能是谁回来一段时间后了吧……抱歉，想不出来了。

对测验兴致高昂并充分理解指导语的健二，却越来越无法叙述图版中现在的状况了。当时，笔者隐隐约约地看到他眼角略有泪光，并对接来下提示的图版越来越呈现出动摇的样子。考虑到事件的排列能够反映健二自身构建的意义世界，就可以知道从图版 5 开始他就无法隐藏自己内心的动摇了，并且，他也不再能够直线型地叙事，从而使故事发生了变化。

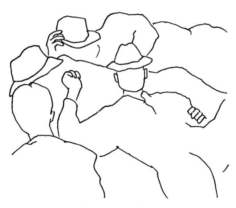

**图 10　图版 9BM 的略图**
（出自安香、藤田，1997）

【图版 9BM】（图 10）因为太累了而睡在一起的样子呢。从上午开始就一直做农活。因为是特别繁忙的时期，午饭后稍微休息一会，身体相当的累呢！……这么说的话，好像有点不自然吧。……稍微改一下，可能有点不吉利，我想这是一张关于死亡的图吧。想到人的上面还有人的感觉就有点不自然，血迹也能够看到……我觉得这是一张男人看到死去的人吓了一跳的图吧。

在这里，健二对故事进行了改述。叙述第一个故事的时候，是沿着直线型时间轴，这时的健二仿佛从动摇的内心开始恢复到看图版 1 时的样子。但是，估计叙述的故事和健二自己的内部语言之间有很大的分歧，因此之后他不得不改变叙述的内容。而在叙述第二个故事时，健二发现自己只能叙述现在的状况，而且从图版中感受到的"死"对健二来说具有重大的意义。从叙述中我们可知，正是由于第二个故事反映出健二构建的意义世界（受到了"死"的冲击，并再也无法从容地叙述前后发生的事件），所以此前健二在面对图片 9 时无法继续创作故事而不得不结束对图的说明。

2. 主导意义

接下来，笔者想要展示的是，通过全部的图版而看到的健二的主导意义。请大家试着阅读图版 1（图 8）的故事和以下的两个叙事。

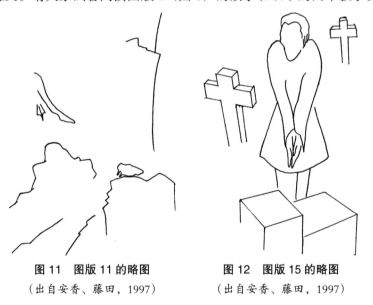

图 11　图版 11 的略图
（出自安香、藤田，1997）

图 12　图版 15 的略图
（出自安香、藤田，1997）

【图版 11】（图 11）在岩石间有虫子呢（笑）。只看到这么多了。在童话里，好像有虫子和脖子像鹤一样长的鸟类生物对话的故事。好像是这样的一个场景。这个人想改变自己的现状，不停地问"为什么我是这样的呢？"最终这个人开阔了自己的人生道路。

【图版 15】（图 12）……有很多墓碑……神父在祈祷……因为战争死了很多人。神父一边祈祷，一边祷告着"这个战争到底是为了什么呢？""真的是有这个必要的吗？""到底要持续到什么时候呢？""神啊救救大家吧！"

在从这些故事中解读健二构建的意义世界时，要怎样去追溯这个过程呢？首先，笔者认为脱离测试的框架，细细品味这些故事是很重要的。其次，要试着去感受并读取健二叙述时的表情或语气、周围的氛围等语言之外的元素。接着，要想象内部语言并会同"将意象凝缩成语言的瞬间"（大山，2004）。具体来说，从故事中感受到的各种意义（除了语言部分，还包括感官的部分）是带有能够组合在空间里的意象的。而这其中，哪些是支配性意义，在主导意义周围又分布着怎样的元素等，则是联想在发挥作用[1]。这应该就是基于测试者的"临床经验——主观"（藤本，2006）而分析、解释过程的一种。

回到健二的故事，在上述三个叙述中明显表现出的主导意义就是"不停地自问自答的状态"。以此为中心，对事件进行前后背景或结局的排列。事实上，健二 15 年来都一直烦恼着职场中的人际关系，并一边不停地自问自答，一边想要找到解决方案。但是至今他都没有找到答案。而这之间，反复纠结或停滞的状态就是其主导意义，健二以此为中心排列着各种事件。

上述案例也只不过是一个试论，分析、解释法的精确化将会是今后临床实践的一个重要的课题。不仅仅是基于历来的投射假设的人格理解，TAT 作为叙事如何去理解被试者的意义世界，将给 TAT 的分析、解释法带来全新的发展。

---

[1] 在想象被试者的内部语言时，笔者和一名临床心理士对故事的感受，进行了直到认为具备临床妥当性为止的研讨。

## 四、TAT 的本质

一开始，我们谈到 TAT 没有标准分析、解释法的问题。但这也有另一个可能便是，这也许就是一个需要被测试者提供叙事的心理测试的宿命。无论是直线型时间轴，还是反映被试者意义世界的排列方式，TAT 产生流动的故事，生成其中的意义。因此，为了统一、标准化 TAT 的分析、解释法，而机械性地把它符号化、数量化的话，很有可能反而切断了叙事的流动而导致意义的死亡。

遵从叙事取向，笔者想指出的是，这个历来被讨论的 TAT 的问题点，反而是 TAT 的本质。而且在测试时，测试者也无法排除其影响，反而成为了对解释故事不可或缺的存在。当然，TAT 作为心理测试，也必定需要进行扎根于测试的客观性。在这个意义上，叙事取向可能无法立马提供在心理临床中运用的知识。但是，就像本文中讨论的"时间轴"那样，叙事取向为重新讨论 TAT 带来了珍贵的机会。"对技法本质的理解"（大山，2004），是今后发展 TAT 中不可缺少的视点。

## ＜书籍导读＞

アンダーソン, H., & グーリシャン, H. /野村直樹 (著・訳). 2013. 協働するナラティヴグーリシャンとアンダーソンによる論文「言語システムとしてのヒューマンシステム」. 遠見書房

这是一本在家庭治疗领域将系统论拓展到叙事取向，进而展开治疗的论文译书。书内详细且易懂地阐述了作为心理疗法的叙事观点。笔者把它推荐给想要在自身临床实践中引入叙事取向的人。

皆藤章(編). 2004. 臨床心理査定技法2. 誠信書房

投射法并不是把被试者作为对象进行一定的测试、诊断，而是测试者与被试者之间为了"了解"一个人的共同作业。本书就基于这个观点，叙述了很多心理测试的特点。本书并不同于普通教科书，不局限于解说，而是包含了深入临床实践的经验总结。

# <参考文献>

安香宏・藤田宗和(編). 1997. 臨床事例から学ぶTAT解釈の実際. 新曜社

浅野知彦. 2001. 自己への物語論的接近――家族療法から社会学へ. 勁草書房

栗村昭子. 2007. TAT(主題統覚検査)についての一考察. 関西福祉科学大学紀要, 10, 55–62

Cramer, P, 1996. *Storytelling, Narrative, and the Thematic Apperception Test*. The Guilford Press

土居健郎. 1977/1992. (新訂) 方法としての面接――臨床家のために. 医学書院

藤本麻起子. 2006. TATの分析・解釈について. 京都大学大学院教育学研究科紀要, 52, 174–186

藤田宗和. 2002. 情報分析枠(FIA)による解釈. 臨床心理学, 2(5), 650–655

Murray, H. A. 1943. *Thematic Apperception Test Manual*. Harvard College

Murray, H. A. (Ed.) 1938. *Explorations in Personality*. Oxford University Press. (マァレー, H. A. (編) / 外林大作(訳編) 1961, 1962. パーソナリティI, II. 誠信書房)

中村和夫. 2014. ヴィゴーツキー理論の神髄――なぜ文化―歴史的理論なのか. 福村出版

中島啓之. 2012. TATにおける「物語」の意味. 中京大学心理学研究科・心理学部紀要, 12(1), 185–191

西河正行. 2009. Thematic Apperception Test (主題統覚検査)の施行法の意味――CramerのTAT理論を用いた批判的検討を通して. 大妻女子大学人間関係学部紀要(人間関係学研究. 社会学社会心理学人間福祉学), 11, 1–15

野口祐二. 2009. ナラティヴ·アプローチの展開. 野口祐二(編) ナラティヴ·アプローチ. 勁草書房, 1–25

大山泰宏. 2004. イメージを語る技法. 皆藤章(編). 臨床心理査定技法2. 誠信書房, 51–100

草島弘典. 2005. TATの使用に関する新たな一提案——自己の物語という視点から. 中京大学心理学研究科・心理学部紀要, 4(2), 95–107

鈴木睦夫. 1997. TATの世界——物語分析の実際. 誠信書房

田淵和歌子. 2011. TATに関する国内研究の文献展望——ナラティヴの視点から. 神戸大学発達・臨床心理学研究, 10, 31–39

田淵和歌子. 2013. ナラティヴ・アプローチによるTAT物語の検討. 人間性心理学研究, 30(1・2), 39–51

坪内順子. 1984. TATアナリシス. 垣内出版

海本理恵子. 2005. TAT (Thematic Apperception Test) に表されるプロットについて——ナラティヴの観点から. 京都大学大学院教育学研究科紀要, 51, 153–166

## 点评：心理测试和叙事 1：TAT
森冈正芳

　　TAT（主题统觉测试）是基础的投射心理测试。在测试中，要求被试者看着图版，从浮现出的意象或联想中自由地挑选并按照时间顺序进行排列，将其语言化。对此，楠本老师充分地进行了解说。在 TAT 的指导语中编入了创作故事的指示。虽然从叙事的角度来看，探讨 TAT 作为测试的特征是基本事项，令人比较意外的是，这类文献研究却很少。

　　在 TAT 测试的实施过程中，经常能够捕捉到叙事的主要特征。被试者遵从指导语，将基于图版浮现出的若干个事件，选择并创作梗概，最后用语言叙述。被试者既是叙述者，同时又能够与图版中的主人公重合自己的视角。

　　楠本老师把叙事的特点归纳为：从某种视角（叙事者的角度）出发，挑选、取舍觉得应该说的事件，再将这些按照一定的情节（plot）进行排列，即"选择"和"排列"的作业。因此，叙事中会产生具有前后方向性的时间流动。而这可以说是叙事的本质。

　　在 TAT 中，设定时间顺序、创作事件的步骤就相当于对被试者要求叙事一样。在"为登场在图版中的人物或场景赋予意义、创造故事并传达给倾听者"这一过程中，甚至被试者自身也融入进了故事里。

　　实施 TAT 测试时，如果引入叙事的观点，根据事件的梗概（情节），被试者自身的人生主题（theme）也会随之浮现。这个因为故事创作而唤醒的"我"的全新的心理状态，则是 TAT 作为投射法的一个特征。

　　说到这里，挑选和排列事件又是基于怎样的逻辑关系的呢？楠本老师说："和被试者的视角不同，在 TAT 中必须重新从图版中主人公的视角出发，来选择、排列其中的事件。"并且，将焦点关注于 TAT 叙事的时间轴，"在这个叙述中的时间轴，并非被试者现实人生的时间轴，而是基于想象中的主人公的人生架空的时间轴。"

被试者通过图版而唤起的意象，呈现的是个人体验中意义世界的一角。被试者将此用故事的形式传达给测试者。至于测试者要如何去解读，则需要去贴近投射法或绘画法共通的基本课题。不仅仅是 TAT，投射法如何侧面明确反映来访者的内心，至今都是一个课题。

楠本老师说："在 TAT 中，通过反映出被试者自己构建的意义世界的排列方式，从中追溯并解读其意义世界是帮助测试者理解对方人格的一环。"如何进入个人的意义世界，是包括 TAT 等很多心理测试共通的课题。

楠本老师还提出了独创的想法。解读个人意义世界的方法就是"通过关注内部语言，并解释以主导意义为中心的排列意义。"内部语言（inner speech），即内心使用的语言，其拥有与日常语言不同的语言体系。因为内部语言只要自己懂就可以了，最小单位的语言和意义便处于优势。据中村（2014）所说，内部语言是意象的世界，是还未分节化的意义的凝块。在这之中有无数的意义进行着空间性的并置排列。也就是说，如果内部语言直接外在化的话，估计是一种别人听不懂的语言。

楠本老师的 TAT 解读方法就是，想象被试者的内部语言，空间性地配置 TAT 故事的元素，从中感受出哪个是主导意义，并且以此为中心构建排列其他元素的意象。

回顾一下楠本老师讲的案例。健二一开始按照指导语，将图版的内容用"过去→现在→未来"的时间顺序创作了故事。而从图版 5（图 9）开始，直线型的时间排列开始崩溃，出现了直接描述对图版印象的反应。就好像不再加工为故事，直截了当地说出内部语言的感觉。

从健二的语录资料可以看到，他在尝试触碰叙事之前的内心的操作。虽然这个反应并不能马上捕捉到健二的人格特征或病理，但至少呈现出他自身固有的意义世界。叙事取向正是具有这样的意义。

健二对图版 9BM（图 10）的反应则相当有特点。虽然他看着这个图版创作了一个故事，却察觉到了与内部语言之间的偏差。于是，他便说："好像有点不自然吧"，并将

"可能有点不吉利"作为前置，重新进行了叙述。对于健二来说，可能有什么发生在故事的变化之中吧。

接着，浮现出关于"死"的故事。以图版为媒介，唤起了一些平常潜伏在健二内心空间周围的事物，从中出现了健二的"主题"。换而言之，这时的叙述触碰到了健二所在的意义世界的一角。

当然，这样的反应是在测试的场景中这个固有逻辑中的反应。通过 TAT 的实施，解读了以意象为中心的主导意义。被试者把自己寄托在登场人物中叙述图版的故事，而不是直接叙述自己的事。这样的 TAT，具有重视创作故事之前的状态的意义。测试者、被试者，无论是在叙事还是在倾听故事的过程中，都是在不确定的状态中慢慢相互接近的。而治疗的意义就是，协同测试者将叙事之前的内容按照时间结构创作出来。从这种不确定的状态中引发的变化所具有的可能性，也是临床叙事取向的一个关注重点。

# 第十三节

## 心理测试和叙事 2：树木人格测试

·

坂中尚哉

## 一、尝试活用树木人格测试

我国（日本）最初介绍树木人格测试的创始人科赫（Koch，C.）的著作，是日本文化科学社出版的《树木人格测试——来自树木画的人格诊断法》（Koch，1952/林，国吉，一谷（訳），1970）。我想这本书应该被很多的心理治疗家读过[①]。

一方面，树木人格测试一直被当作心理测试的工具，侧重于对客观指标的筛选（screening），是循证取向（evidence based approach）的。

另一方面，近年有关树木人格测试的实践报告中，也出现了一些报告，将树木人格测试作为治疗媒介，用于打开来访者和治疗师之间的关系。而这个背景的转折点就是，2010 年科赫的著作《树木人格测试（第三版）》的日译版（Koch，1957/岸本，中岛，宫崎，訳，2010）的问世。尤其，岸本（2011）编著的《临床树木人格测试》一书中，积极地介绍了树木人格测试作为治疗媒介的尝试。

在本文中，我们将探讨树木人格测试的指标到底在"叙述"着什么，以及在树木人格测试中引入叙事视角而衍生的意义。

---

[①] 中岛（中岛，1986，2006）和岸本（岸本，2005，2010）曾指责过林和其他人翻译的这本书有很多误区。在这里就不打算探讨这些鸣起警钟的历史经过了。

## 二、树木人格测试和叙事疗法

叙事的定义及见解多种多样。在这里把"将发生的事件按照一定的情节（plot）排列，从而具有传达体验的意义的言语形式"（森冈，2008）作为其基本定义。就像森冈所讲的那样，叙事就是作用于关联事实与事实之间的"联系"。叙述者通过叙述行为，"产生出全新的赋义"。历来的叙事研究都是以叙述者和倾听者之间的关系为基础的。

但是，当引入心理疗法的树木人格测试时，加上叙述者与倾听者之间的关系，与其说树木人格测试是视觉系的媒介物，不如说是起到联结叙述者和倾听者之间的媒介作用。也就是，两项关系（叙述者和倾听者）变成三项关系（叙述者、树木画、倾听者），树木人格测试是作为连接关系的素材而使用的。在这里，树木人格测试就具有了叙事的意义。心理疗法中的叙事（来访者/叙述者的叙述），与来自树木画的视觉性叙述相互作用，则促进治疗师（倾听者）对来访者的理解。

虽然，树木人格测试的重要性不言而喻，但是一旦过度侧重心理评估的思考方式，咨询师就很可能被基于实证主义的故事所支配。关于如何运用各项指标，岸本（2008）说过，如果说指标中有分开和重合两种方向的话，不要把它用作区分抑郁症或精神分裂症等疾病的工具，而应将树木画和绘画者之间相互重叠起来探讨。

如果只一味地侧重树木画的指标，则很容易错过或遗漏在画手（叙述者/来访者）与治疗师之间的关系中产生的树木画的表达征兆。

比如说，山爱美（山愛美，2011）提出过："首先，在观赏树木画的同时，自然而然地就会产生与画融为一体的感受。由此可以慢慢地发展出，看到一些直观的本质→看到结构→能够进行识别→能够区分指标，这样的过程。这是在暧昧模糊的混沌中，产生出来的具有结构化或差异性，以及附带指标的叙事。"

由此可见，比起仔细操作树木画的客观指标，更重要的是治疗师的基本姿态应是尊重从树木画本身衍生出来的征兆或表达。同时治疗师还可以贴近引入叙事观点的指标意义。

## 三、树木画的创伤叙述

科赫初版的书中，关于树木画展示出的创伤问题并没有特别强调什么。但是，在 1957 年的第 3 版 [Koch, 1957/岸本，中岛，宫崎 (訳)，2010] 中，在谈到维特根斯坦（Wittgenstein）系数①这部分时，科赫用一个章节介绍了三个案例。其中第三案例讲了与一位从疗养院（sanatorium）介绍来的 19.3 岁的女性进行职业咨询的事。这位无法在定期会面的疗养院医生面前作画的女人，在科赫的面前却很轻易地完成了绘画。

叙述了父母的自杀。而我比较感兴趣的是，在画树木画时停下笔的地方是否暗示了心理创伤呢？……树木画的高度是 287mm。那系数就是 287/19.3=15。画线停止的地方高为 191mm。191/15=12.8 岁。……莫非这位女性在那么小的时候就遭受了性暴力，直到 19 岁自杀未遂为止一直都排斥着吗？

像这样，科赫灵活运用了德国精神科医生维特根斯坦（Wittgenstein, G.）博士提出的系数，暗示了树木画中不自然的画线或歪曲、伤痕的印迹等与画手人生中的创伤性故事的关联。

不过，在科赫著作的第 3 版里，58 个指标中的 No.26，No.44，

---

① 维特根斯坦（Wittgenstein）系数是指，用树高（h/毫米）来换算画手年龄（a/年月）的一种系数（i）[i=h/a]。根据这个系数可以读取画手的年龄，同时这也是科赫注重的部分。比如说，下文中列举的科赫的例子，到画线停止的高度为 191mm，系数为 15 的话，就暗示着画手在 191/15=12.8 岁的时候发生过外伤性记忆的事件。

No.45 这三个指标都被赋予了创伤或丧失等意义。比如说，No.26 的 "掉落中或落下的果实、叶子、枝条"，落下的事物可以看做失去的、丧失的、放弃的意思，而 No.44 的 "完全折断的枝条、折断未分开的枝条、折断的树干" 作为 "缺陷物"，意味着源于疾患、障碍、纠结、失望、失败、命运的打击等造成的创伤。至于 No.45 的 "树干或树瘤或凹陷" 则是 "因为重病或事故而随之产生的创伤，或者指强烈体验过的困难"。科赫给这几个指标赋予了这些意义，但也没有直接指明就是 "创伤性指标"。这其中的缘由可能在于，理解树木画的基本态度当中，不仅仅要注意指标，更要从整体来看意象发展。科赫 [Koch，1957/岸本，中岛，宫崎（訳），2010] 对治疗师应该如何直面树木画时，曾如是说：

　　最初的方法论来自 "那意味什么呢" 的疑问。现在再说一遍的话，就是那个外观意味着什么，其次就是，这样那样的指标又意味着什么呢？从现象来说的话，必须是从树木画本身的性质而产生答案。比如说，说到圆形就会很自然地记述到，从边界围住、封闭的、从周围分离的东西。如果静静地看着很多树木画的话，则会与其拉近距离，渐渐地也能够窥探到本质的部分。而这个就是直观感受。能够明确地看清结构的话，也就可以识别、辨别指标了。（中略）就这样带着当初无法理解的部分，把怎么理解比较好的问题问上几日、几周，甚至几月、几年后，治疗师自然而然地就会有所领会。

　　树木画的指标意味着什么呢？比起指标，更是要去询问树木画本身。在这样不断的询问中，树木画有可能本身就具有这个意义。换而言之，树木画的指标本身就是整体的一部分。因此，如果只是关注指标的话，是看不到指标所具有的意义的。

　　大辻（2002）尝试制作树木人格测试的创伤检验表，来作为早期发现和测试儿童虐待的工具。比如说，列举了枝条（枯萎的枝条、朝下的枝条、折断的枝条等），树冠（涂鸦式树冠等），树干（深色的痕印、伤痕、树洞、砍断的树干等），根（没有地平线、可透视的根、过分强调的根等）等47个项目，将树木画分成细小的部分，分别赋予他们各自的意义。基于这种指标的测试法是不全面的，与只进行形式分析的罗夏墨迹测试十分相似。但即使是罗夏墨迹测试，根据继续分析中测试者与被试者之间的即兴交流，无法从形式分析里看到的来访者的特征，也会隐隐约约地浮现出来，从而促进咨询师对对方的理解。因此，心理测试的各项指标有时能够雄辩论道，有时却闭口不开，有时甚至要静静地等待来访者经过治疗成长之后才开始一点一滴地阐述自己的秘密。

## 四、柬埔寨青年的树木画特征

作为跨文化研究的一环，笔者研究过柬埔寨青年的树木画（坂中，2011，2014）。一方面，近年来，地处东南亚的柬埔寨王国（以下简称柬埔寨），现代化发展尤其显著，另一方面，在首都的城市区外会看到大片广阔的农村地带。木材、蒿、竹子、椰子叶和一些适合生活的材料所建的木制高地式房屋相继排列着，可以说是回归自然、扎根风土。

笔者对柬埔寨青年的树木画研究，主要集中在对私立大学的大学生进行的调查。结果发现，柬埔寨青年的树木画中双线树干、双线树枝、双线树根出现的较多。其中，像是反映当地风情的椰子或香蕉等果树的树木画占了48%。而科赫58指标中的No.26"落下中或落下的果实、叶子、枝条"，No.44的"断了的枝条、折弯了的枝条、弯曲的树干"，No.45的"树干或树瘤或凹块"，之类画面代表创伤指标的比例分别为12%、17%、17%。

树木画的树干或树枝是构成树木的重要部分。与短命又容易更迭的树叶或果实不同，树干和树枝一直都是安定存在的部位，而树木画中折断了的树枝或树干则表明缺失了的事物。而这缺少的部分本身又具有某种意义［Koch，1957/岸本，中岛，宫崎（訳），2010］。因此，柬埔寨青年的创伤性树木画可能投射了他们某种该具有却缺失了的感觉或切断的关系等内心深处受到的伤害。

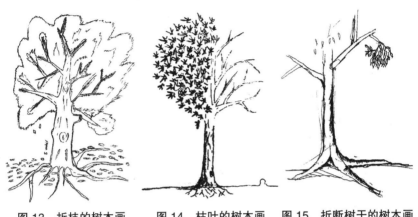

图 13　折枝的树木画　　图 14　枯叶的树木画　　图 15　折断树干的树木画

## 五、树木人格测试中的临床叙事取向

本文探索了以树木画为方法的心理测试与叙事之间的关系。就像至今描述的那样，将树木画分成细小的部分并执着于指标的解释，是无法接近树木画本身的秘密的。但是因为树木人格测试指标本身具有非常有力的指向性，所以也不能完全地轻视指标。

此外，为了在心理疗法中活用树木人格测试，咨询师与来访者必须守护作画时的过程。而来访者和治疗师一起观看并讨论绘画也促进了故事的发展。我认为积极活用这样的要素，就是在树木人格测试中采用临床叙事取向的特点。

## ＜书籍导读＞

コッホ, K./岸本寛史・中島ナオミ・宮崎忠男(訳). 2010. バウムテスト[第3版]——心理的見立ての補助手段としてのバウム画研究. 誠信書房 (Koch, K. 1957. *DerBaumtest: der Baumuzeichenversuch als psychodiagnostisches Hilfsmittel. 3. Auflage. Verlag Hans Huber. Bern*)

本书是卡尔・科赫的晚年著作。它不仅提及了科赫的树木人格测试，也反复论述了治疗师对树木画的认识和测试解释时需要的基本姿态，可以说是介绍树木人格测试理论的最终版本。

山中康裕・岸本寛史. 2011. コッホの『バウムテスト[第三版]』を読む. 創元社

这是我国（日本）树木人格测试大家山中康裕先生和树木人格测试研究的引导者岸本宽史先生，对卡尔・科赫的《一棵树（第3版）》的解读。书中的内容可谓是相当丰富。

岸本寛史(編). 2011. 臨床バウム——治療媒体としてのバウムテスト. 誠信書房

本书聚焦于在心理临床实践中作为治疗关系媒介的树木画，从树木画在迄今为止作为心理测试的局限上，论述了树木人格测试全新的发展可能性。

# <参考文献>

岸本寛史. 2005.『バウムテスト第三版』におけるコッホの精神. 山中康祐・皆藤章・角野善宏(編). 京大心理臨床シリーズ1. バウスの心理臨床. 創元社, 31-54

岸本寛史. 2008. 絵画療法の新しい可能性──『表現』への着目. 精神療法, 34(5), 506-511

岸本寛史. 2010. バウムテスト. 小野けい子・佐藤仁美(編著). 心理臨床とイメージ. 放送大学教育振興会, 81-90

岸本寛史(編). 2011. 臨床バウム──治療媒体としてのバウムテスト. 誠信書房

Koch, C, 1952. *The Tree Test: The Tree-Drawing Test as an Aid in Psycho Diagnosis.* Bern: Verlag Hans Huber (コッホ, C. /林勝造・国吉政一・一谷彊(訳). 1970. バウム・テスト──樹木画による人格診断法. 日本文化科学社)

Koch, K. 1957. *DerBaumtest : der Baumuzeichenversuch als psychodiagnostisches Hilfsmittel. 3.* Auflage. Bern: Verlag Hans Huber. (コッホ, K. /岸本寛史・中島ナオミ・宮崎忠男(訳). 2010. バウムテスト[第3版]──心理的見立ての補助手段としてのバウム画研究. 誠信書房)

森岡正芳. 2008. 今なぜナラティヴ?──大きな物語・小さな物語. 森岡正芳(編). ナラティヴと心理療法. 金剛出版, 9-23

中島ナオミ. 1986. 日本におけるバウムテスト研究の問題点について. 大阪精神衛生, 31(1-6), 22-34

中島ナオミ. 2006.『バウムテスト──樹木画による人格診断法』の問題点. 臨床描画研究, 21, 151-168

大辻隆夫. 2002. 投影樹木画法におけるトラウマ指標の統合化とそれを巡る2, 3の問題 京都女子大学児童学科児童学研究, 32, 10-15

坂中尚哉. 2011. バウム画の語り──カンボジアバウム

の誘目性から. 関西国際大学心理臨床センター紀要, 5, 32–41

坂中尚哉. 2014. カンボジア青年のバウムに関する基礎的研究——外傷との関連に注目して. 臨床心理身体運動学研究, 16(1), 17–25

山愛美. 2011. バウムテストの根っこを探る——秘密は木の根に隠されている. 岸本寛史(編). 臨床バウム——治療媒体としてのバウムテスト. 誠信書房, 11–27

# 点评：心理测试和叙事 2：树木人格测试

森冈正芳

  在日本，树木人格测试被使用的频率要远远高于其他绘画法。树木人格测试本身具有的实施简单的特点是其中一个重要的原因。这个测试对儿童到老人等各种临床案例都可以适用，且不会给被试者带来负担。此外，其他的绘画法大多是从测试者的直观印象或经验等来进行分析的，树木人格测试则有创始者科赫发明的分析指标，因此可以得到客观的分析。甚至，树木人格测试还能与其他的测试组合使用，从而整体把握被试者的特征。

  此外，树木人格测试作为一种临床绘画法，也开始了一些将其用于打开来访者和治疗师之间关系的媒介的实践。不仅仅是树木人格测试，绘画法本身都具有这样的特点。因此，该种活用方法也并没有想象中那么不自然。

  坂中老师如是说道："加上叙述者与倾听者之间的两者关系，与其说树木人格测试是视觉系的媒介物，不如说是起到联结叙述者和倾听者之间的媒介作用。也就是，两项关系变成三项关系，树木人格测试是作为连接关系的素材而使用的。"绘画自然地作为媒介进入咨询中，促进了叙事疗法的基本结构，即三者关系的构建。

  科赫从树木画中抽取了 58 个指标，并且计算了它们的出现频率。树木人格测试的这些指标都在叙述着什么呢？坂中老师的这一问引人深思。那么，用下文引用的这些内容来解释测试结果是否可行呢？

  "树木画的高度是 287mm。那系数就是 287/19.3=15。画线停止的地方高为 191mm。191/15=12.8 岁。……莫非这位女性在那么小的时候就遭受了性暴力，直到 19 岁自杀未遂为止一直都排斥着吗？"

  上文即是根据维特根斯坦系数的一种解释。虽然有点令人惊讶，但只看上文的内容的话，不得不说略有些牵强的感觉，因此对此产生怀疑也不是没有道理的。

  但是，坂中老师冷静地在紧接着的文中这样强调道：

"在科赫著作的第 3 版里，58 个指标中的 No.26、No.44、No.45 这三个指标带有创伤或丧失的意义。（中略）科赫给这几个指标赋予了意义，但也没有直接指明就是'创伤性指标'。这可能与理解树木画时，不仅仅要注意指标，更要从整体来看意象发展的基本态度有关。"

科赫在他的基本思路中，阐述了最初把树木的绘画作为测试的时候，要注意表达与指标的双重作用。表达也就是"观察"（Schauen），即"什么"是"怎样"被画的过程。而指标则是把"个人的事物衍生至一般事物的平台"（Koch, 1957/2010）。科赫的树木画解读并不是根据指标判断病理这种决定论。譬如说，开放的管状树枝，不单单作为一种病理指标，也可以理解为被试者对未来处于一种不确定的开放状态。把树干涂黑的树木画也同样可以看做"黑是白出现之前"。

"观察"就是去打开不确定的部分。科赫反复呼吁，治疗师要注意必须避免仅凭借树木画对精神病理进行分类的做法。坂中老师也认可并说道："如果只一味地侧重树木画的指标，则很容易错过或遗漏在画手与治疗师之间的关系中产生的树木画的表达征兆。"

换而言之，在树木人格测试实施过程中，需要活用在关系中产生的对树木画的征候或预感，也就是说从此生成出解读指标的叙事观点。

首先，要了解基于"客观指标"的分析也是一种叙事。治疗师不可只是对号入座"指标与其解释"的对应关系，而应从一个假设的故事展开，明白解释到何种地步能够促进来访者的理解和成长。因此，治疗师必须判断叙事取向过程中生成意义的妥当性。

坂中老师这样论述道："树木画的指标本身就是整体的一部分。因此，如果只是关注指标的话，是看不到指标所具有的意义的。"

当指标具有暗示创伤的可能性时，通过树木画理解测试者是如何感受或读取这些内容的就尤为重要了。临床中的意义解释并不是决定论，而是需要治疗师具备维持不确定的能力（即消释力 negative capability）。所以，当前我们对真正理解树木人格测试还需要一些时间。